ENDOSCOPIC MANAGEMENT OF REFRACTORY
BILIARY-PANCREATIC DISORDERS：CASES ANALYSIS

胆胰内镜诊疗疑难病例解析

主 编 胡 冰

上海科学技术出版社

图书在版编目(CIP)数据

胆胰内镜诊疗疑难病例解析 / 胡冰主编. —上海:上海
科学技术出版社,2017.9
ISBN 978-7-5478-3698-9

Ⅰ.①胆… Ⅱ.①胡… Ⅲ.①胆道疾病-疑难病-内
窥镜检-病案-分析②胰腺疾病-疑难病-内窥镜检-病
案-分析 Ⅳ.①R657.4②R657.5

中国版本图书馆 CIP 数据核字(2017)第 207250 号

胆胰内镜诊疗疑难病例解析

主编 胡 冰

上海世纪出版股份有限公司
上海 科 学 技 术 出 版 社 出版
(上海钦州南路 71 号 邮政编码 200235)

上海世纪出版股份有限公司发行中心发行
200001 上海福建中路 193 号 www.ewen.co
上海中华商务联合印刷有限公司印刷

开本 787×1092 1/16 印张 10.5
字数:200 千字
2017 年 9 月第 1 版 2017 年 9 月第 1 次印刷
ISBN 978-7-5478-3698-9/R·1439
定价:98.00 元

本书如有缺页、错装或坏损等严重质量问题,
请向工厂联系调换

内容提要

  第二军医大学附属东方肝胆外科医院是国内外知名的肝胆专科医院,其内镜中心长期从事胆胰疾病的内镜诊疗工作,在该领域积累了大量的精彩病例,这些病例有的疑难罕见,有的曲折惊险,将其结集出版可望能对同行有所借鉴与启迪。

  本书收集了近年来作者亲历的 26 例胆胰疾病应用内镜诊疗的疑难病例,以图文并茂的形式,详细叙述了这些病例的临床诊治过程,并分析了其中成功的经验和失败的教训,结合病例介绍相关领域的国内外最新进展,同时分享相关的临床感悟。读者可以从这些临床病例中受到启发,提高胆胰疾病诊疗过程中的决策水平、操作技能与并发症的处理能力。可供消化内科、内镜科、胆胰外科、肿瘤科及影像科医护人员阅读与参考。

编委会

主　编

胡　冰

副主编

高道键

编　者

（以姓氏汉语拼音为序）

范婷婷　高道键　胡　冰　纪义梅

孙　波　王田田　王唯一　吴　军

夏明星　邢　铃　叶　馨

序

　　20 世纪 60 年代和 80 年代,内镜下逆行胰胆管造影术(ERCP)与内镜超声术(EUS)相继问世,并很快风靡世界各国,广泛用于胆道和胰腺疾病的临床诊疗。这一领域发展非常迅速,内镜技术不仅仅用于胆胰疾病的诊断与评估,而且更多地介入疾病的治疗,由于其具有微创、精准、高效的特点,越来越受临床医生和患者的欢迎,成为临床不可或缺的治疗手段。近年来,ERCP 与 EUS 技术又不断创新、相互融合,其涉及的领域不断拓展,新技术和新方法不断涌现,胆胰内镜已成为日新月异的专业领域。第二军医大学附属东方肝胆外科医院内镜中心长期专注于胆胰疾病的内镜诊治,积累了数万例临床病例,在技术革新、器械研发、人才培养、推广行业规范等方面做了大量的工作,专业特色鲜明,得到国内外同行的高度肯定。2003 年,胡冰教授从大量病例中挑选了 400 余例典型案例,精心提炼,编撰了《ERCP 临床诊疗图解》,深入浅出地阐述了 ERCP 诊断和治疗的基础理论,系统回顾了各类胆胰疾病的影像特点和各种治疗方法的技术要领,深得广大读者的喜爱,成为学习 ERCP 技术的经典读物。如今,在胡冰教授的团队再次从近年来累积的病例中精选了 26 例罕见、复杂或疑难病例,以病例报道的形式对诊治过程加以详细描述,对经验教训进行系统总结,并结合国内外的最新文献进行深入讨论。病例涵盖疑难病例的诊断、困难病例的治疗、内镜新方法的探索以及并发症的处理等,均为第一手的临床资料,是一部不可多得的有关胆胰疾病内镜诊疗的前沿之作,与《ERCP 临床诊疗图解》相得益彰。特推荐给读者,希望本书对于从事消化病工作及相关科室医护人员有所借鉴和启发。

吴孟超

2017 年 8 月

前　言

随着内镜技术和设备器械的进步,胆胰内镜学科发展迅猛,ERCP 已从单纯的诊断技术发展为以治疗为主、融合诊断与治疗为一体的微创介入技术,越来越多地替代了传统的外科手术治疗;EUS 也由当初的单纯消化道腔内的影像诊断方法,发展为可以突破消化管壁的腔外诊断与治疗手段,其应用的领域不断拓展延伸。ERCP 与 EUS 技术密切结合,内镜技术在胆胰疾病诊治中的应用领域日趋广泛。在我国,胆胰内镜技术在几代内镜工作者的不懈努力下取得了长足的进步,近年来越来越多的消化内科、内镜科、影像科与肝胆外科医师投身于胆胰内镜领域,开展工作的单位和每年完成的病例数与日俱增,大量患者从这一微创技术中获益。然而,胆胰内镜也被公认为消化内镜技术中难度最高、风险最大和更新最快的领域,临床上一些病情复杂、诊断困难、治疗失败、出现棘手并发症甚至致命的情况时有发生,而专门论述胆胰内镜诊治疑难病例的学术专著却十分匮乏。

作为国内集中开展 ERCP 和 EUS 介入治疗的中心之一,笔者单位已累计完成各类胆胰内镜诊断与治疗逾 3 万例,其中不乏罕见、复杂、疑难或创新性案例。我们从近年来的临床工作中精选了 26 例病例整理成册,每个病例都具有各自的特殊性与复杂性。这些第一手的资料详尽还原了临床诊疗过程,并附上经治者的经验教训与临床感悟。每个案例还结合国内外最新参考文献进行讨论,以增加结论的循证医学力度。我们希望本书能够起到抛砖引玉、触类旁通的作用,如果从事胆胰疾病临床工作的读者能从本书中得到启发或帮助,使患者能够受益更多,我们将深感欣慰。

由于编写时间仓促,加之作者水平有限,本书内容难以尽善尽美,谬误与疏漏也在所难免,恳请前辈及同道不吝指正。

金冰

2017 年 8 月

常用缩略语

英文缩写	中文名称
ABS	肝移植术后胆管吻合口狭窄
AFP	甲胎蛋白
AIP	自身免疫性胰腺炎
ALB	白蛋白
ALP/AKP	碱性磷酸酶
AMY	淀粉酶
APTT	活化部分凝血活酶时间
BBS	胆道良性狭窄
Billroth II	毕 II 式胃切除术
BNP	脑钠肽
BUN	血尿素氮
CEA	癌胚抗原
Chilaiditi 综合征	间位结肠综合征
CRP	超敏 C 反应蛋白
Cr	肌酐
DBE	双气囊小肠镜
Dbil	直接胆红素
DSA	数字减影血管造影
EHPVO	肝外门静脉梗阻
EPBD	乳头气囊扩张
ERCG	经内镜逆行胆囊插管
ERCP	经内镜逆行性胰胆管造影
EST	十二指肠乳头括约肌切开术
ETGS	胆囊支架置入术
FCSEMS	全覆膜自膨式金属支架
GGT/γ-GT	谷氨酰转移酶
GOT	谷草转氨酶
GPT	谷丙转氨酶
Hb	血红蛋白

英文缩写	中文名称
HPF	高倍视野
ICDVs	胆总管内静脉曲张
IDCP	特发性导管中心性胰腺炎
IgG4－SC	IgG4 相关性硬化性胆管炎
INR	国际标准化比值
IPMN－B	胆管内乳头状黏液性肿瘤
ITP	特发性血小板减少
LPSP	淋巴浆细胞硬化性胰腺炎
MPV	平均血小板体积
MRCP	磁共振胰胆管成像
MRI	磁共振成像
mTHPC	间-四羟基苯二氢卟酚
NABS	肝移植术后胆管非吻合口狭窄
NBI	内镜窄带成像术
NE	中性粒细胞
PCC	门脉高压性胆病
PDT	光动力治疗
PLT	血小板
PSC	硬化性胆管炎
PTCD	经皮肝穿刺胆道引流术
PTGBD	经皮经肝胆囊穿刺引流术
PT	凝血酶原时间
RFA	射频消融治疗
SBE	单气囊小肠镜
SE	螺旋式小肠镜
TACE	经动脉化疗栓塞术
TBA	总胆汁酸
Tbil	总胆红素
WBC	白细胞

目 录

1

一例"胰腺占位"的诊治历程

【病史摘要】

患者，男性64岁，因发现"胰头癌"行综合治疗近3年，频繁发热伴黄疸1个月，于2011年4月入院。患者2008年6月起出现中上腹胀痛不适伴有消瘦到外院就诊，经CT检查诊

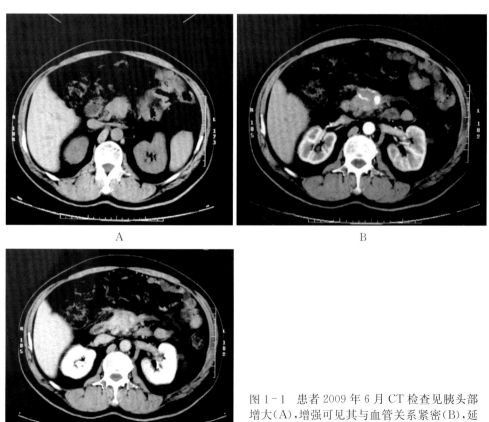

图1-1 患者2009年6月CT检查见胰头部增大(A)，增强可见其与血管关系紧密(B)，延迟扫描显示局部不规则强化(C)。

断为"胰头癌",由于"肿瘤与周围血管关系紧密"无法手术,遂行腹部适形放疗(220 Gy/次×30 次)和全身化疗[健择(注射用盐酸吉西他滨)＋氟尿嘧啶,共 3 疗程,同时口服希罗达(卡培他滨片)3 个月],并于 2009 年至 2011 年期间服用厄洛替尼(剂量不详),整个过程病情相对稳定,胰头部病变无明显增大。入院前 1 个月起经常不明原因发热,可伴有畏寒,体温最高 38.7 ℃,并出现尿黄和皮肤瘙痒,无腹痛、呕吐、黑便等。

【诊治过程】

患者入院后查体除有轻度皮肤、巩膜黄染,其他无特殊发现。完善各项检查,Tbil 28.9 μmol/L,SB 22.2 μmol/L,AKP 521 μmol/L,γ-GT 755 μmol/L,CA199 81.5 U/ml,CEA 0.9 U/ml。CT 提示胰头部占位,胆管在胰腺水平梗阻,胆管扩张(图 1-2);MRCP 显示胆总管下段狭窄,狭窄段长约 2 cm,狭窄以上胆管显著扩张,胆囊增大,符合胰头癌侵犯胆管(图 1-3)。

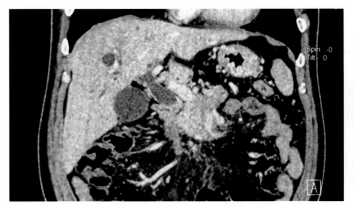
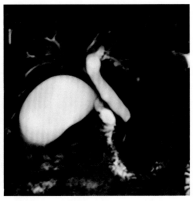

图 1-2　患者 2011 年 4 月的 CT 显示胰头部占位伴胆道梗阻。

图 1-3　MRCP 显示胆总管下段梗阻,胆管扩张,胆囊增大。

患者在完善各项检查准备后于 2011 年 4 月 27 日接受 ERCP 诊疗,术中发现,十二指肠主乳头无增大,表面轻度充血糜烂,胆管造影显示胆总管胰腺段"细线状"狭窄,管壁尚光滑,狭窄以上肝内外胆管显著扩张,考虑符合胰腺癌侵犯胆管所致,遂留置一根直径 10 mm、长度 60 mm 的非覆膜金属支架(图 1-4),操作过程顺利,术后患者黄疸迅速消退,无特殊不适出院休养,同时再次接受局部放射治疗。

2014 年 11 月起患者频繁出现畏寒、发热,随后出现明显黄疸,再次收住入院。实验室检查:Tbil 211 μmol/L,SB 175 μmol/L,CA199 5 U/ml;MRI 及 MRCP 检查提示胰头部占位,整个肝外胆管梗阻,右侧肝内胆管扩张(图 1-5)。临床考虑肿瘤进展导致金属支架阻塞,急性胆管炎发作,于是在 2014 年 11 月 24 日安排了第二次 ERCP 操作。操作中发现十二指肠腔乳头附近有轻度狭窄,金属支架内有大量食物残渣,肝外胆管显影不佳,右侧肝内胆管显著扩张,于是放置了 2 根塑料支架以加强肝内胆管的引流(图 1-6)。术后患者胆管炎症状逐步改善,按期出院。

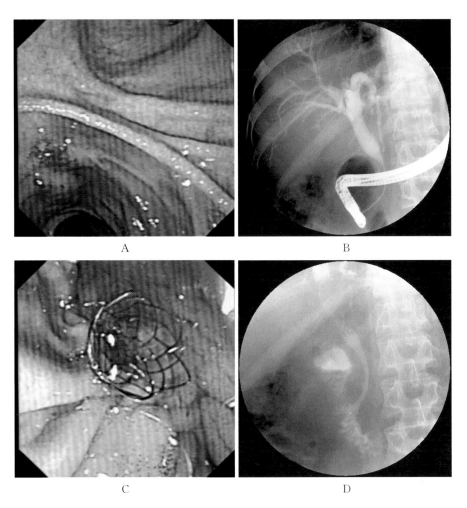

图 1-4　患者首次接受 ERCP 诊疗的情况。A. 乳头外观；B. 胆管造影所见；C、D. 留置一根金属胆道支架。

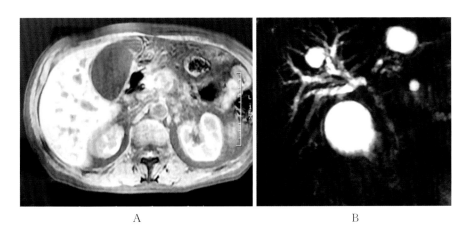

图 1-5　MRI 及 MRCP 提示胰头部占位，肝外胆管梗阻，右侧肝内胆管扩张。

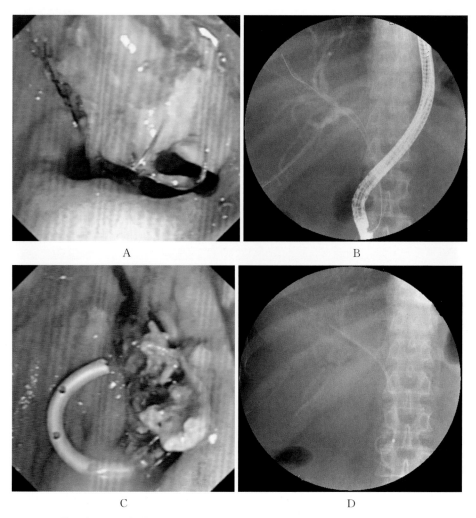

图 1-6 第二次 ERCP 操作。A. 十二指肠腔有轻度狭窄,支架内有大量食物残渣;B. 胆管造影示右侧肝内胆管扩张;C、D. 在原金属支架腔内留置了两根塑料以改善右肝内胆管的引流。

2015 年 3 月患者再次因发热、黄疸住院,检验 Tbil 171 μmol/L, CA199 44.4 U/ml,再次行 ERCP 诊疗,术中经胆道清理后造影,发现胆总管中下段,原金属支架区域狭窄,其他肝内外胆管无明显狭窄,留置了 3 根塑料支架进行引流(图 1-7)。同时追加血清免疫球蛋白检查:IgA 4.12(正常值范围 0.70~4.00)g/L, IgG 22.5(7~16)g/L, IgM 1.26(0.4~2.3)g/L, IgG4 9.14(0~2)g/L,从而修正患者的诊断为:自身免疫性胰腺炎(Ⅰ型,肿块型)。

患者随后接受类固醇激素治疗,起始剂量泼尼松 30 mg/d, 2 个月后复查 IgG4 降低至正常范围,随后逐步激素减量,直至停药。2015 年 8 月患者再次进行 ERCP 检查,去除阻塞的塑料支架后,胆管造影显示胆总管狭窄明显改善,但金属支架腔内仍见软组织影,支架无法拔除(图 1-8)。随访至 2016 年底,患者生活起居正常,未有特殊不适。

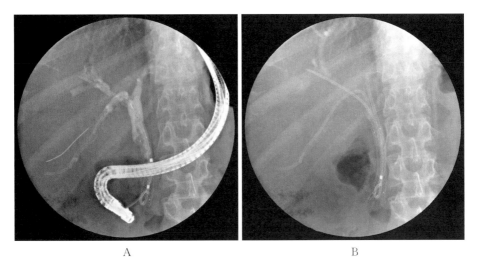

A   B

图 1-7 第三次 ERCP,造影显示胆管狭窄局限在胆总管中下段、金属支架的区域,其他胆管未见明显狭窄病灶,再次留置了 3 根塑料支架。

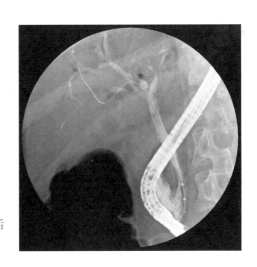

图 1-8 患者第四次 ERCP,激素治疗后胆总管中下段的狭窄较前明显改善。

【讨论】

这是一例自身免疫性胰腺炎(autoimmune pancreatitis,AIP)和 IgG4 相关性硬化性胆管炎(IgG4-related sclerosing cholangitis,IgG4-SC)的病例,长期误诊为胰腺癌伴胆管侵犯,由于诊断的不正确,导致治疗步入歧途。

自身免疫性胰腺炎(AIP)是一种特殊类型的胰腺炎,由于表现为胰腺弥漫性或局灶性增大,常常被误诊为胰腺肿瘤。目前国际上将 AIP 分成 2 种类型,Ⅰ型 AIP 多发于中老年男性,以胰腺弥漫性/局灶性肿大、主胰管节段性/全程狭窄为特征,血清 IgG4 水平升高,组织病理学表现为淋巴浆细胞硬化性胰腺炎(lympho-plasmacytic sclerosing pancreatitis,LPSP),且常伴有胰腺外器官受累。Ⅱ型 AIP 多发于年轻患者,男女比例相似,是一种特发性导管中心性胰腺炎(idiopathic duct-centric pancreatitis，IDCP)，以粒细胞上皮浸润为特征的胰腺炎，常常血清 IgG4 不升高，偶伴有炎症性肠病。两种类型的 AIP 均激素治疗有效。

IgG4 相关性硬化性胆管炎(IgG4-SC)是该病在胆管系统的表现，表现为胆道系统局限性或多发性狭窄，狭窄部位多位于胆总管下段和/或肝门区胆管，常导致梗阻性黄疸、胆管炎等。IgG4-SC 容易与胆管癌或胰头癌侵犯胆管相混淆，通常前者病史较长，黄疸略轻且反复波动；胆管造影时，狭窄段可为多发性，较为平滑和对称，一般狭窄段以上的胆管扩张不充分；在行内镜超声检查时，狭窄段呈环周对称性增厚，非狭窄区域的胆管壁亦可见均匀增厚，这些特点与恶性胆管狭窄均不同。IgG4-SC 一般仍以激素治疗为主，多数患者在治疗后狭窄会有不同程度的缓解，黄疸能明显改善。胆道支架引流一般仅用于黄疸较重或合并胆管炎的病例，推荐使用塑料支架或全覆膜金属支架，可以在必要时予以拔除或更换，禁忌使用裸金属支架。

本例患者是典型的 I 型 AIP，起病于头部胰腺组织的均质性增大，由于过去对该病缺乏认识，外院依照影像学检查轻易将其诊断为"胰腺癌"，并给予了多疗程的放射治疗、化学治疗、肿瘤靶向治疗等。在出现胆管狭窄后，又想当然认为是胰腺癌进展侵犯胆总管，错误地植入了非覆膜的金属胆道支架，导致后续治疗十分被动。该患者从 2008 年发病起至 2015 年确诊的近 7 年时间里，一般状况良好，胰腺区域的"病灶"基本无发展，肿瘤标志物(如 CA19-9 等)无明显升高，这些有别于一般"胰腺癌"的自然进程，因而引起我们的怀疑，通过免疫球蛋白亚群的检查，最终揭开谜团。该患者在出现胆管狭窄时病程已超过 3 年，尽管影像显示狭窄十分明显，但黄疸较为轻微，造影可见狭窄段十分光滑、对称，然而这些"细节"没能引起我们足够的重视，仍然按照"恶性"疾病的惯性思维，草率地植入了非覆膜的金属支架，虽然患者在随后的 3 年时间里相对正常，但一旦胆管再次发生阻塞后支架无法取出，后续治疗变得十分棘手。

【临床感悟】

● 胰腺局部增大或饱满的病例，诊断恶性肿瘤需要格外谨慎，应该结合多种影像学检查、肿瘤标志物检查等结果，综合做出判断，最好考虑穿刺活检以获得组织学/细胞学证据。

● 对于胆管狭窄的良、恶性定性需要格外慎重，在胆管造影时，"平滑的"、"渐进性"、"对称性"的狭窄通常提示良性狭窄。

● 对于胆管狭窄性质尚不完全确定的病例，禁忌放置非覆膜/部分覆膜金属支架。

【附】AIP 国际共识诊断标准

表 1 Ⅰ型 AIP 诊断标准

要素	1 级证据	2 级证据
P：胰腺实质影像	典型的： 弥漫性肿大伴延迟强化（有时伴边缘强化）	不确定型（含非典型）： 节段/局灶性肿大伴延迟强化
D：胰管影像	长（＞1/3 主胰管）或多个狭窄段而上游胰管扩张不显著	节段性/局限性狭窄无上游胰管显著扩张（＜5 mm）
S：血清学	IgG4＞正常上限 2 倍以上	IgG4 高于正常上限 1～2 倍
OOI：其他器官受累（a 或 b）	a 胰腺外器官的组织学，以下任意 3 项 （1）淋巴浆细胞浸润伴或不伴纤维化 （2）席纹状纤维化 （3）闭塞性静脉炎 （4）大量的 IgG4 阳性细胞（＞10/HPF）	a 胰腺外器官的组织学，包括胆管活检，以下 2 项 （1）大量淋巴浆细胞浸润伴纤维化无粒细胞浸润 （2）大量的 IgG4 阳性细胞（＞10/HPF）
	b 典型影像学证据，以下至 1 项 （1）节段/多个近侧（肝门/肝内胆管）或近侧和远侧胆管狭窄 （2）腹膜后纤维化	b 体征或影像学证据 （1）两侧涎腺/泪腺对称强化 （2）肾脏受累的影像证据
H：胰腺病理	LPSP（活检/切除标本）以下至少 3 项 （1）导管周围淋巴浆细胞浸润而无粒细胞浸润 （2）席纹状纤维化 （3）闭塞性静脉炎 （4）大量的 IgG4 阳性细胞（＞10/HPF）	LPSP（活检标本）以下至少 2 项 （1）导管周围淋巴浆细胞浸润而无粒细胞浸润 （2）席纹状纤维化 （3）闭塞性静脉炎 （4）大量的 IgG4 阳性细胞（＞10/HPF）
Rt：激素治疗反应	快速（＜2 周）胰腺/胰腺外改善的影像学证据	

表 2 Ⅱ型 AIP 诊断标准

要素	1 级证据	2 级证据
P：胰腺实质影像	典型的： 弥漫性肿大伴延迟强化（有时边缘强化）	不确定型（含非典型）： 节段/局灶性肿大伴延迟强化
D：胰管影像	长（＞1/3 主胰管）或多个狭窄段而上游胰管扩张不显著	节段性/局限性狭窄无上游胰管显著扩张（＜5 mm）
OOI：其他器官受累		临床诊断为炎型肠病

（续表）

要素	1 级证据	2 级证据
H：胰腺病理	IDCP 以下 2 项 （1）粒细胞浸润胰管壁伴/不伴腺泡浸润 （2）无或/少 IgG4 阳性细胞（1～10/HPF）	以下 2 项 （1）粒细胞或淋巴浆细胞浸润腺泡 （2）无或/少 IgG4 阳性细胞（1～10/HPF）
Rt：激素治疗反应	快速（<2 周）胰腺/胰腺外改善的影像学证据	

（胡　冰）

【参考文献】

[1] 我国自身免疫性胰腺炎诊治指南（草案 2012，上海）[J]. 中华胰腺病杂志，2013,13(1):43 - 45.

[2] Shimosegawa T，Chari ST，Frulloni L，et al. International consensus diagnostic criteria for autoimmune pancreatitis. Guidelines of the International Association of Pancreatology [J]. Pancreas，2011,40:352 - 358.

2

Ⅳ型肝门部胆管癌行胆管内射频消融联合多支架治疗

【病史摘要】

患者,男性,74岁,因"皮肤瘙痒5个月,尿色加深2周余"于2015年1月26日收入我院。患者2014年8月起出现皮肤瘙痒,2015年1月出现皮肤、巩膜黄染,无腹痛,无发热,外院查总胆红素100 μmol/L,MRI提示肝门部胆管癌,肝内胆管扩张。既往有高血压病史,1969年有"左侧腹部基底细胞癌"手术史。

【诊治过程】

入院查体可见皮肤、巩膜黄染,其他无阳性发现。完善各项检查,Tbil 146.3 μmol/L,Dbil 119.4 μmol/L,AKP 399 μmol/L,γ-GT 376 μmol/L,CA199 462.7 U/ml,CEA 2.5 μg/L,免疫球蛋白(IgG4) 0.509 g/L。经我院胆道肿瘤多学科会诊认为无法行根治性切除手术,遂决定行内镜下减黄治疗。

患者在完善各项检查后于2015年1月29日接受ERCP诊疗,术中胆管造影显示肝外胆管未见明显异常,肝门部胆管呈细线样狭窄,长约2.5 cm,累及肝总管及左、右肝管二级分支,狭窄以上肝内胆管明显扩张,呈"软藤征"改变,其内未见充盈缺损影。行乳头小切开后对狭窄段进行细胞刷检,插入两根导丝分别超选到左、右肝内胆管,用柱状扩张气囊扩张狭窄段至4 mm,随后插入射频消融电极对狭窄段进行分段消融治疗(输出功率8 W,消融时间共计3分钟,总能量1.4 kJ),留置3根7F 12 cm塑料支架于左肝内胆管、右前叶肝管及右后叶肝内胆管,末端均位于乳头内,操作顺利,对比剂引流通畅(图2-1),ERCP诊断:肝门部胆管恶性狭窄(Ⅳ型)。胆管细胞刷检找到可疑癌细胞。术后患者出现上腹痛,查体上腹部压痛,无反跳痛,肠鸣音弱,查血淀粉酶1 075 U/L,考虑为ERCP术后胰腺炎,经抑酸、抑酶、补液、抗感染、中药等治疗后3天,症状缓解,复查肝功能血胆红素明显下降,好转出院。

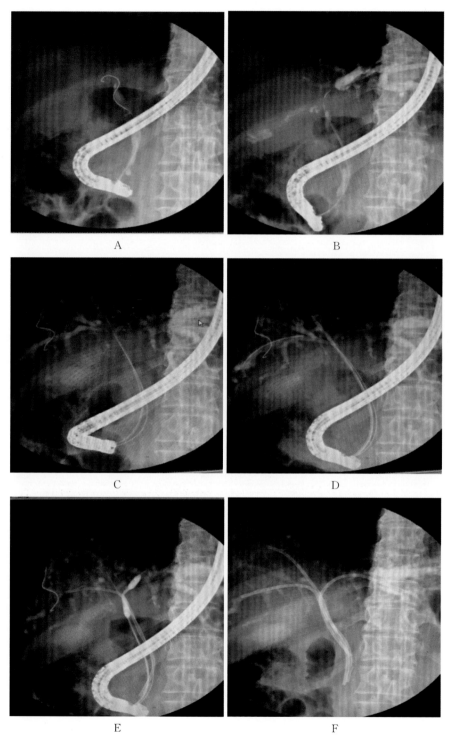

图 2-1　患者首次接受 ERCP 诊疗的情况。A、B. 显示胆管狭窄段,狭窄段长,边缘不规则,符合恶性狭窄的特点;C. 显示胆管超选;D. 显示射频治疗;E. 显示气囊扩张,狭窄段坚硬,气囊无法完全扩开;F. 显示 3 根塑料支架胆管,支架放置后对比剂引流通畅。

2015 年 3 月中下旬起患者出现畏寒、发热，无明显黄疸，再次收住入院。实验室检查：
WBC 12.86×10⁹/L，N 72.4%，Tbil 28.2 μmol/L，Dbil 21.1 μmol/L，CA199 495.9 U/ml；
B 超检查提示：肝内胆管扩张，胆囊肿大，胆囊内胆汁淤积。临床考虑支架部分阻塞，伴急性
胆管炎发作，于是在 2015 年 3 月 23 日安排了第二次 ERCP 操作。操作中发现十二指肠有
多处溃疡，用异物钳及网篮拔除支架，造影提示肝门部胆管呈细线样狭窄，长度约 2.5 cm，再
次分段射频消融治疗（8 W，3 分钟，1.5 kJ），留置 2 根 8.5F 12 cm 塑料支架至左肝内胆管
和右前叶肝管，留置 1 根 7F 12 cm 塑料支架于右后肝内胆管，末端均位于乳头内（图 2 - 2），
操作顺利。术后患者胆管炎症状改善，按期出院。

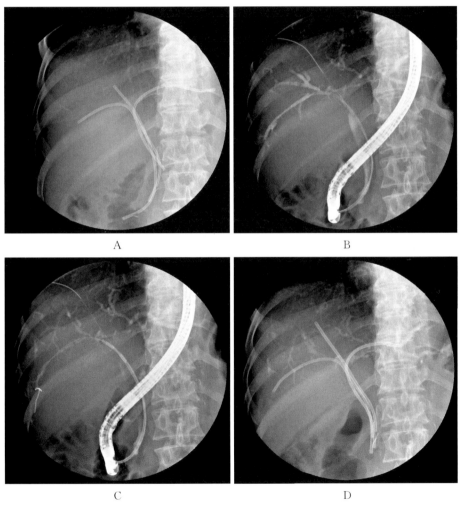

图 2 - 2　患者第二次接受 ERCP 诊疗的情况。A. 显示支架，支架基本在位；B. 显示胆管狭
窄，为长、不规则的狭窄段；C. 显示再次射频治疗；D. 显示 3 根塑料支架引流。

2015 年 4 月底患者再次出现腹痛、发热，无黄疸，在当地医院诊断为胆囊炎、胆囊积脓行
B 超定位下经皮胆囊穿刺引流术，术后腹痛消失，体温恢复正常。

2015 年 7 月中旬，患者再次出现发热伴黄疸，再次入院。实验室检查：WBC 13.49 ×

10^9/L，N 75.4%，Tbil 94.9 μmol/L，Dbil 79.7 μmol/L，CA199＞1 000 U/ml。在 7 月 21 日安排了第三次 ERCP 操作，术中取出已阻塞的支架，造影提示肝门部胆管呈细线样狭窄，长度约 2.9 cm，累及肝总管及左、右肝管二级分支，狭窄以上胆管轻度扩张，留置 1 根 8.5F 12 cm 塑料支架于左肝内胆管，留置 2 根 8.5F 10 cm 塑料支架于右后叶和右前叶肝内胆管，末端均位于乳头内(图 2-3)，操作较顺利。术后患者胆管炎症状改善，并拔除胆囊引流管后按期出院。

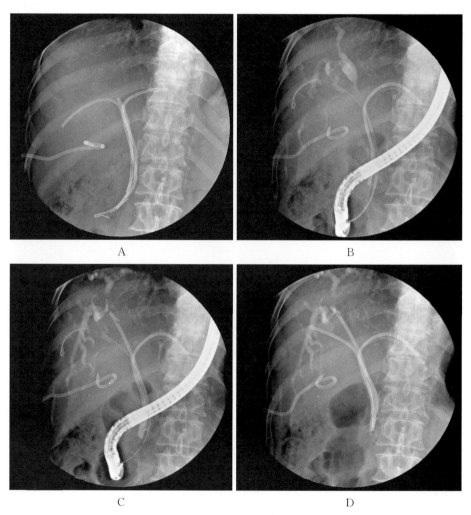

图2-3   患者第三次接受 ERCP 诊疗的情况。A. 显示支架情况，并可见一根胆囊引流管；B. 显示胆管狭窄情况，狭窄段更长，提示狭窄较前有所进展；C、D. 显示支架放置情况。

2016 年 1 月 8 日患者因再次发生胆管炎接受了第四次 ERCP 操作。造影提示肝门部胆管呈细线样狭窄，长度约 3.1 cm，累及肝总管及左、右肝管二级分支，更换了 3 根塑料支架于胆管内(图 2-4)，操作顺利，术后患者好转出院。

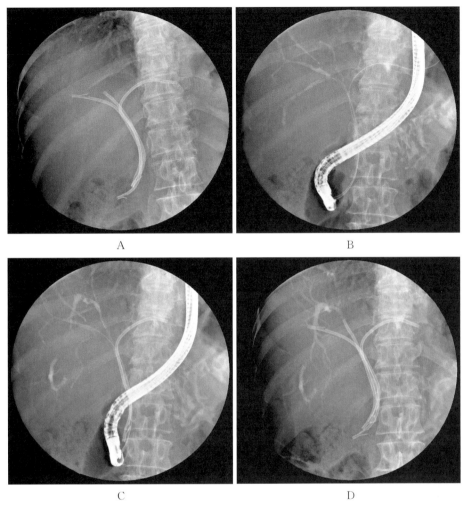

图 2-4 患者第四次接受 ERCP 诊疗的情况。A. 显示支架；B、C. 显示肝内胆管稀疏；D. 显示 3 根塑料支架。

【讨论】

这是一例Ⅳ型肝门胆管癌患者，由 ERCP 术中细胞刷病理确诊。ERCP 前经外科会诊无手术根治机会，遂采用内镜姑息性治疗。ERCP 术中对肿瘤进行胆管内射频消融治疗，并放置 3 根塑料支架进行胆管引流，支架堵塞后定期更换。期间因化脓性胆囊炎行经皮胆囊穿刺引流，胆囊炎可能与肿瘤侵犯胆囊管口，或射频治疗造成胆囊管开口水肿，胆汁排泄不畅有关。在无症状期间，患者生活质量较高；但是支架堵塞后，发生胆管炎仍然是高位肝门胆管恶性梗阻 ERCP 治疗所面临的最大挑战。

肝门部胆管癌是临床最为常见的胆管恶性肿瘤，约占肝内外胆管癌的 50% 以上，病理学上分为硬化型、结节型、乳头型和浸润型。常常以无痛性黄疸为主要表现，临床上需要与炎性狭窄、硬化性胆管炎（PSC）、胆囊癌侵犯胆管等疾病相鉴别。肿瘤标记物、CT、EUS、MRCP等对诊断有很大帮助，确诊需要依靠病理检查；ERCP下胆管细胞刷检查或者EUS引导的细针穿刺抽吸是常用的确诊手段。

手术是唯一的根治性方法，但由于肝门部解剖位置特殊，手术切除率很低。内镜下引流或经皮介入是常用的解决梗阻性黄疸的姑息性方法。PTCD操作虽简单，但是胆汁长期丢失会产生纳差、营养不良、水电解质紊乱等，且外引流管也会给患者生活上带来不便。内镜支架引流不影响患者的胆汁肠肝循环，更符合生理特点，生活质量高，但是高位胆管癌支架引流术后胆管炎的发生率较高。临床上对高位肝门胆管癌采用内镜引流还是PTCD引流是有争议的，笔者认为有时需要结合内镜支架引流以及PTCD引流，根据具体情况灵活应用，才能更好地达到治疗目的。

内镜支架引流分为单侧引流和多侧引流，目前国际上对高位肝门胆管癌应该行单侧引流还是多侧引流尚有争议。有研究表明，引流一半以上的肝脏体积能延长患者的生存周期，故对于高位肝门胆管癌，为了达到一半以上的肝脏引流体积，双侧甚至多侧引流可能是必要的。内镜引流还分为塑料支架引流或者金属支架引流，塑料支架直径较小，通畅时间短，优点是可以更换；金属支架直径大，不容易移位，缺点是无法更换，后续治疗被动；故选择塑料支架还是金属支架需要综合考虑患者的胆管条件、预期生存周期以及患者的意愿等，采用个体化治疗的方案。

除了胆管引流解除梗阻性黄疸，还可以根据患者的意愿以及经济条件选择射频消融、光动力或者放化疗等来减少肿瘤负荷。笔者所在内镜中心正在牵头进行一项关于胆管癌射频消融治疗的多中心、随机、对照研究，中期研究结果显示，接受射频治疗的患者总体生存率明显长于单纯支架引流，但支架的通畅期限无明显差异，术后胆道感染（包括胆囊炎）的发生率略高。总体而言，视频消融术治疗胆管癌仍是安全有效的，对于延长患者的生存时间有益。

ERCP术后胆囊炎的危险因素分为患者因素和操作相关因素。患者因素如胆囊颈部结石、肿瘤累及胆囊管开口、胆囊内胆汁过于黏稠等；操作相关因素包括注射过多的对比剂进入胆囊、射频或者光动力治疗影响胆囊管开口的排泄、全覆膜金属支架压迫胆囊管开口等。一旦出现ERCP术后急性胆囊炎，如果抗生素治疗无法有效控制，除了可行外科手术切除胆囊外，也可行ERCP超选胆囊管放置胆囊内引流管，但是最简单易行的方法为经皮经肝胆囊穿刺引流术。

【临床感悟】

● 内镜支架引流术治疗高位肝门部胆管恶性梗阻具有高度挑战性，如果能够同期植入多根支架，进行多点位引流，可能提高引流效果，有效控制黄疸。

● 在解除胆管梗阻的基础上，采用局部肿瘤消融治疗（如射频、光动力治疗等），可能有助于延长患者的生存时间。

● 肝门部肿瘤病例行内镜支架治疗,术后发生支架阻塞和频繁发生胆管炎仍是目前临床面临的严峻难题,有必要做深入的探索与改进。

(夏明星 胡 冰)

【参考文献】

[1] Vienne A,Hobeika E,Gouya H,et al. Prediction of drainage effectiveness during endoscopic stenting of malignant hilar strictures:the role of liver volume assessment [J]. Gastrointest Endosc,2010,72:728－735.

[2] Hu B,Gao DJ,Zhang XF,et al. Radiofrequency ablation improve overall survival of cholangiocarcinoma:A multi-center randomized control study [J]. Gastrointestinal Endoscopy,2016,83(5S):AB126.

3

十二指肠乳头癌内镜下射频消融治疗

【病史摘要】

患者,男性69岁,因"间断性皮肤、巩膜黄染1月余"于2016年4月收入我院。患者1个月前无明显诱因出现皮肤、巩膜黄染伴尿色深黄,无腹痛、畏寒、发热,无白陶土样便,1个月来黄疸间断出现,可自行缓解,近1周来出现纳差、乏力,无明显消瘦。外院查肝功能:Tbil 57.4 μmol/L, Dbil 24.2 μmol/L, MRI提示胆总管壶腹部结节,考虑占位可能伴胆系扩张,胰头周围轻度淋巴结肿大。

【诊治经过】

入院查体无明显阳性体征。完善各项检查,血生化:Tbil 36.6 μmol/L, Dbil 23.5 μmol/L, AKP 323 μmol/L, γ-GT 482 μmol/L, GPT 105 U/L, GOT 59 U/L, Alb 38.2 g/L,血AMY 73 U/L,肾功能正常。肿瘤标志物:CA199 7.8 U/ml, CEA 10.3 μg/L, AFP 2.8 μg/L。IgG4 0.915 g/L,血常规:WBC 3.91 $\times$ 10^9/L, Hb 124 g/L, PLT 214 $\times$ 10^9/L, CRP $<$ 14.21 mg/L,凝血四项正常。

入院后复查胰腺薄层增强CT:肝内外胆管扩张,十二指肠乳头增大,直径约1.8 cm,考虑十二指肠乳头癌(图3-1)。2016年4月18日行EUS,术中见十二指肠主乳头明显增大,开口处黏膜呈不规则隆起,表面见两处破溃,局部破溃表面覆陈旧性血痂,破溃周围黏膜粗糙伴轻度糜烂。EUS探查见主乳头处探及一处不规则、低回声实性占位影,横截面直径22.1 mm $\times$ 21.3 mm,弹性成像呈蓝色,提示质地偏硬,内部血流信号不丰富,病灶后方胆总管明显扩张,宽9.3 mm,胆总管内未探及其他异常占位性回声。肝内胆管轻度扩张。肝左叶实质内未探及明显异常占位影。胰腺实质回声略粗糙,主胰管无扩张(图3-2)。考虑十二指肠主乳头癌可能。对病灶行多点活检。活检病理:十二指肠乳头腺癌,中度分化。诊断十二指肠乳头癌明确,请外科会诊后认为可以手术,但家属考虑手术风险高而拒绝手术,故拟行ERCP并行内镜下乳头射频消融术。

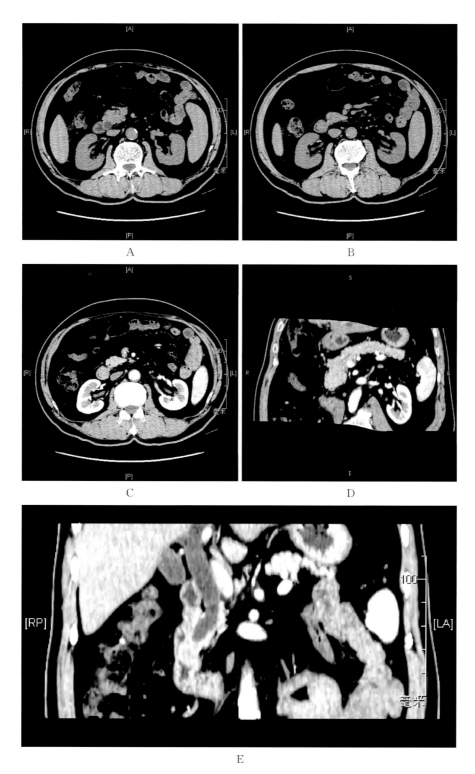

图3-1 CT见胰头段胆管扩张,胰头未见异常团块(A);乳头增大,突向十二指肠(B);增强可见增大的乳头有强化(C);矢状位胰腺未见异常肿块(D);矢状位胆管成像可见肝内外胆管扩张,胆管壁未见明显异常,十二指肠乳头增大突向十二指肠肠腔,并可见强化(E)。

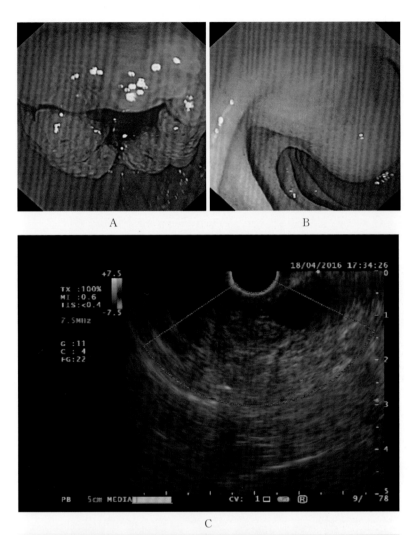

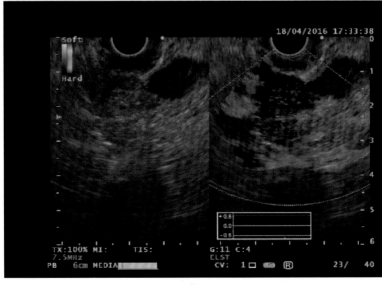

图 3-2　十二指肠主乳头明显增大,开口处黏膜呈不规则隆起,表面见破溃,上覆陈旧性血痂,破溃周围黏膜粗糙伴轻度糜烂(A);乳头口侧隆起明显增大(B);主乳头处探及一处不规则、低回声实性占位影,内部血流信号不丰富,病灶后方胆总管明显扩张(C);弹性成像呈蓝色,提示质地硬(D)。

2016年4月28日行ERCP术。为预防乳头部射频消融造成胰管开口水肿而导致术后急性胰腺炎,拟在射频消融前置入胰管支架。但主乳头超选胰管失败,遂经副乳头插入切开刀及导丝进入胰管,造影主胰管未见扩张,留置5F-5 cm单猪尾支架于胰管,末端留置在副乳头外。经主乳头插管进入胆管,造影下胆总管末端梗阻,梗阻段长约3 cm,其上肝外胆管轻度扩张,最大径约1.3 cm,其内未见充盈缺损影。遂在十二指肠乳头瘤体内及胆总管末端分段射频治疗(8 W,259秒,2.0 kJ),瘤体局部凝固坏死,表面发白,置入一根8.5Fr-5 cm塑料支架于胆总管内,末端位于乳头外,可见支架引流通畅(图3-3)。

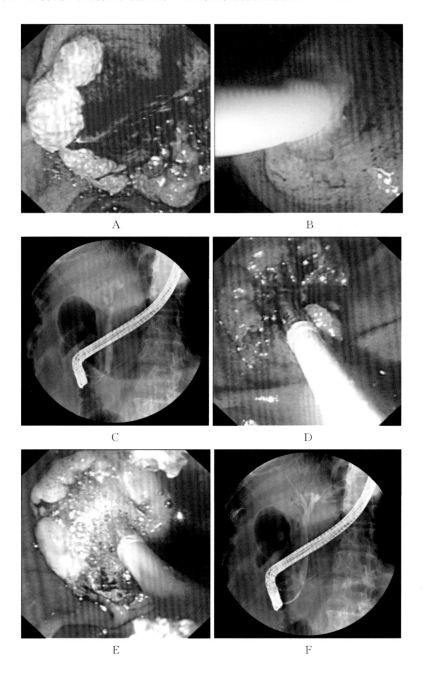

A

B

C

D

E

F

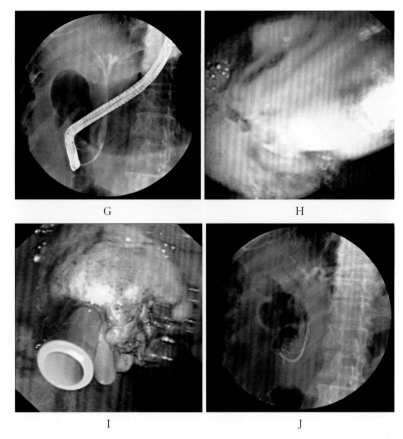

图 3-3　十二指肠主乳头明显增大,开口处黏膜呈不规则隆起,表面见破溃,破溃周围黏膜粗糙伴轻度糜烂,质地脆触之易出血(A);副乳头置入一根单猪尾胰管塑料支架(B);胆管造影见胆总管末端梗阻(C);在十二指肠乳头瘤体内用射频消融导管对瘤体进行治疗(D);可见瘤体局部凝固坏死,表面发白(E);循导丝插入射频消融导管进入胆管,在梗阻段分段进行射频消融(F、G);消融结束拔出导管可见导管电极上黏附坏死的肿瘤组织(H);置入 8.5F 胆管塑料支架(I);摄片可见胆管支架与副胰管支架在位,胆道可见气体影(J)。

　　术后恢复良好,无腹痛发热等不适。术后血淀粉酶正常,复查生化 Tbil 38.1 μmol/L,Dbil 28.1 μmol/L,好转出院。

　　2016 年 6 月起出现反复寒战发热,最高达 39.8 ℃,无腹痛、尿黄等不适,遂于 2016 年 7 月 25 日再次住院。入院后查生化 Tbil 29.7 μmol/L, Dbil 14.3 μmol/L, CA199 62.4 U/ml。血常规、凝血四项正常。2016 年 7 月 28 日再次行 ERCP。术中见副乳头口见胰管支架在位,主乳头呈扁平型,开口增大,原隆起新生组织均已消失,支架部分滑出。用异物钳分别拔除胆、胰管支架。造影见肝外胆管轻度扩张,最大径约 1.5 cm,其内可见絮状充盈缺损影。遂用网篮探查肝外胆管,取出少量胆泥,考虑十二指肠乳头癌行 RFA 治疗后,局部病灶消失,因胆管引流通畅,故未再置入胆道支架,仅置入鼻胆管行短期胆管引流(图 3-4)。

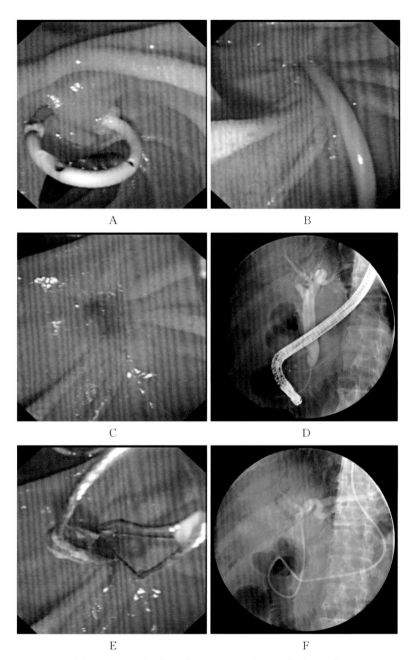

图 3-4　副乳头可见胰管支架在位(A);主乳头原结构消失,乳头口可见一塑料支架部分移位(B);拔除支架见主乳头呈扁平型,周围黏膜向乳头部纠集,未见明显新生组织,并可见胆汁流出(C);造影见肝外胆管轻度扩张,其内可见絮状充盈缺损影(D);取石篮取出少许胆泥(E);留置鼻胆管于肝总管,胆道内可见气体影(F)。

出院后 2 周再次出现皮肤黄染及发热,最高体温达 39 ℃,当地医院考虑胆道感染,抗感染治疗后疗效欠佳,仍反复发热。2016 年 8 月 17 日再次收住我院。入院查体皮肤巩膜轻度黄染,查生化:Tbil 59.9 μmol/L, Dbil 33.5 μmol/L, CA199 53.1 U/ml。血常规、凝血四项正常。2016年8月19日再次行ERCP,术中见主乳头呈扁平型,开口增大,未见明显新生组织。造影见肝外胆管轻度扩张,最大径约1.2 cm,其内未见充盈缺损影,胆总管下端未见明显狭窄及充盈缺损,考虑RFA后乳头开口瘢痕形成导致开口狭窄可能。故以球囊清理胆道,仅取出少许胆泥,并用柱状气囊扩张乳头开口(8大气压,60秒)至8 mm,用网篮探查肝外胆管,未见明显结石及胆泥残留,且可见胆汁流出通畅,故未置入鼻胆管(图3-5)。术后好转出院。随访至2017年5月无明显不适。患者生活起居正常,未有特殊不适。

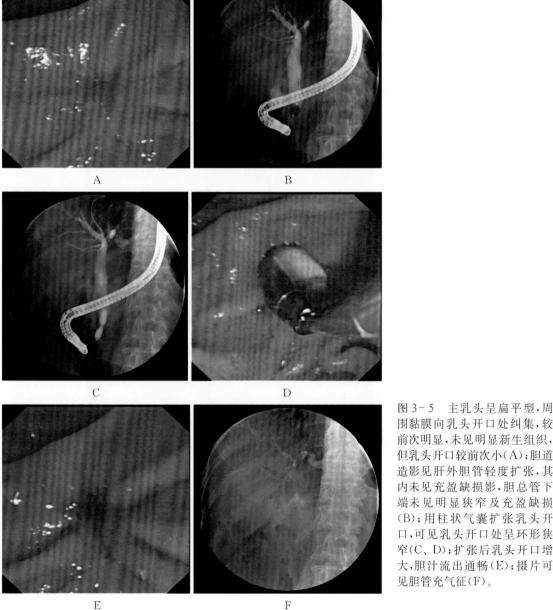

图3-5　主乳头呈扁平型,周围黏膜向乳头开口处纠集,较前次明显,未见明显新生组织,但乳头开口较前次小(A);胆道造影见肝外胆管轻度扩张,其内未见充盈缺损影,胆总管下端未见明显狭窄及充盈缺损(B);用柱状气囊扩张乳头开口,可见乳头开口处呈环形狭窄(C、D);扩张后乳头开口增大,胆汁流出通畅(E);摄片可见胆管充气征(F)。

【讨论】

胰十二指肠根治性切除术为壶腹部癌的首选治疗方式,但胰十二指肠切除术并发症发生率高达 25%～63%,病死率高达 13%。十二指肠壶腹局部切除术的并发症发生率 14%～27%,病死率约 4%,但复发率高达 17%～32%。内镜下壶腹切除术并发症发生率及病死率低,但内镜下切除主要适用于无导管内累及的良性壶腹病变、黏膜高级别上皮内瘤变及局部早癌病变。本例患者从内镜观察浸润较深,内镜下切除可能不彻底,故不考虑内镜下乳头切除术。该患者有手术指征,但患者及家属考虑到手术风险,拒绝手术。单纯胆管支架置入可以解决梗阻性黄疸,并很大程度上改善了病人的生活质量,但单纯胆道支架治疗并没有针对肿瘤进行治疗,对患者的生存期延长的作用有限,且放疗或化疗对十二指肠乳头癌的疗效十分有限。

RFA 是一种热凝固疗法,已广泛应用于实体肿瘤的消融治疗。近年来,随着新型胆管内射频消融导管的推出,为胆管肿瘤的射频消融治疗(radiofrequency ablation,RFA)创造了条件。研究证实胆管射频消融术是一种安全有效、简单易行的技术,其技术成功率高达 90% 以上。胆管射频消融后胆道再造影证实,消融后胆管狭窄段口径可即刻增加。理论上,射频消融术可能是通过刺激机体对肿瘤的免疫反应,并对肿瘤进行减瘤治疗或延缓肿瘤向胆管树蔓延生长,从而起到延长患者生存期作用。目前的研究均提示 RFA 治疗胆管恶性狭窄可使患者生存时间获益。

针对这例患者我们采用了内镜下乳头癌的射频消融术。因瘤体较大,我们在直视下对瘤体及胆管下段均进行了充分的射频消融。我们以常用的 90 秒为基础,并根据十二指肠乳头与附近肠壁在热能的作用下发白的范围来控制与调整消融时间。该例患者整个十二指肠乳头完全发白,但周围肠壁黏膜未见明显变色时即中止消融,其耗时共约 240 秒,这可使疗效最大化而肠壁损伤的风险最小化。

某些情况下,RFA 消融区域可超出梗阻段延伸到肿瘤附近正常的胆管壁。在活体猪模型中,用 RFA 对正常胆管消融时可发生胆管壁全层坏死。根据能量设置和消融时间的不同,圆柱形射频消融电极产生的消融区域最深可达电极侧面 4.1 mm,而正常胆管壁通常不超过 1 mm 厚,故在 RFA 时可能发生胆管穿孔。对团块状的胆道恶性肿瘤来说,RFA 透壁损伤较少见,亦有报道 RFA 治疗肝内胆管腺瘤时发生透壁性胆管损伤,但至今没有胆管内RFA 后胆管急性穿孔的报道。本例瘤体较大,且治疗的胆管段位于后腹膜,被胰腺实质包围,并且消融后置入胆道支架,同时是在直视下消融,故确保了消融的安全性。

因消融的位置位于壶腹部,故射频消融时可能造成胰腺组织热损伤,导致胰管开口水肿、胰液流出受阻而诱发急性胰腺炎,故应常规置入胰管支架预防术后胰腺炎的发生。但若胰管超选失败也可直接进行射频消融,因为壶腹癌通常也导致胰管开口受累、胰管扩张,故术后急性胰腺炎发生风险相对较低。本例虽然胰管插管失败,但患者的副乳头开口较大,且造影示胰管无扩张,考虑主胰管开口受阻后副乳头代偿了主乳头排泄胰液的部分功能,且我们在副乳头置入了胰管支架,这可能避免了乳头 RFA 后急性胰腺炎的发生。

　　本例患者射频消融治疗后瘤体消失,胆汁引流通畅,故不需再置入支架。但患者术后 2 周即再次出现胆道梗阻的症状,再次 ERCP 发现为乳头开口瘢痕收缩导致乳头开口狭窄。这说明 RFA 对组织破坏较深,至少已达黏膜下层,在愈合过程中会导致瘢痕形成与收缩,而导致良性狭窄。我们对狭窄进行柱状气囊扩张后狭窄缓解,随访至今无肿瘤复发及再次良性狭窄形成。目前对乳头肿瘤的射频消融治疗经验较少,其术后随访间隔、是否需要置入全覆膜金属支架或多根塑料支架来预防良性狭窄的形成,均无定论,尚需进一步研究。

【临床感悟】

　　● 对于胆道恶性梗阻的患者,内镜治疗不但要解决胆道梗阻的问题,还应考虑针对肿瘤进行减瘤治疗,不但解决梗阻性黄疸,改善生活质量,同时延长患者生存期。

　　● 乳头部肿瘤的射频消融治疗,可在内镜和 X 线双重监控下,根据病灶的具体情况调整能量参数及方案,以获得最佳的治疗效果。

　　● 当治疗后肿瘤病灶完全消失时可去除支架引流,但应警惕可能出现的胆管局部瘢痕性狭窄,需采取相应的预防和治疗措施。

(高道键　胡　冰)

【参考文献】

[1] Rustagi T, Irani S, Reddy DN, et al. Radiofrequency ablation for intraductal extension of ampullary neoplasms [J]. Gastrointest Endosc, 2016,17, PMID: 27866907.

[2] Suarez AL, Coté GA, Elmunzer BJ. Adjunctive radiofrequency ablation for the endoscopic treatment of ampullary lesions with intraductal extension (with video) [J]. Endosc Int Open, 2016,4(7): E748-51. PMID: 27556089.

[3] Rustagi T, Jamidar PA. Intraductal radiofrequency ablation for management of malignant biliary obstruction [J]. Dig Dis Sci, 2014,59:2635 – 2641.

[4] Steel AW, Postgate AJ, Khorsandi S, et al. Endoscopically applied radiofrequency ablation appears to be safe in the treatment of malignant biliary obstruction [J]. Gastrointest Endosc, 2011,73:149 – 153.

[5] Itoi T, Isayama H, Sofuni A, et al. Evaluation of effects of a novel endoscopically applied radiofrequency ablation biliary catheter using an ex-vivo pig liver [J]. J Hepatobiliary Pancreat Sci, 2012,19:543 – 547.

4

壶腹癌的内镜下光动力治疗

【病史摘要】

患者，女性，88岁，因"皮肤、巩膜黄染1月余"于2013年11月收入我院。患者2013年10月无明显诱因出现皮肤、巩膜黄染伴中上腹胀痛不适、畏寒、发热至外院就诊，CT提示：肝内外胆管扩张、胰管扩张，考虑壶腹部占位，行ERCP见十二指肠乳头肿大伴糜烂，考虑十二指肠乳头癌，行活检后置入胆道塑料支架。术后病理：绒毛管状腺瘤伴中度异型增生。术后黄疸消退，亦无再发热，为进一步治疗遂来我院住院。

【诊治经过】

查体无明显阳性体征。检查：Tbil 12.8 μmol/L，Dbil 9.6 μmol/L，AKP 219 μmol/L，γ-GT 130 μmol/L，GPT 17 U/L，GOT 17 U/L，Alb 36.4 g/L，血 AMY 41 U/L，肾功能正常。肿瘤标志物：CA199 13.2 U/mL，CEA 1.1 μg/L，AFP 3.4 μg/L。血常规：WBC 5.59 × 10^9/L，Hb 104 g/L，PLT 264 × 10^9/L，CRP ＜ 5 mg/L，凝血四项正常。

因患者高龄，家属考虑到手术风险高拒绝胰十二指肠切除术，故决定行内镜下光动力治疗达到对肿瘤的局部毁损的目的，于2013年11月18日注射血卟啉250 mg，并于2011年11月21日行ERCP诊疗。术中见主乳头明显增大，乳头开口可见软组织不规则增生、破溃、质脆，触之易出血，开口不清，乳头周围肠道黏膜亦见软组织增生，原置入支架已脱落。胆管造影显示胆总管末端见不规则充盈缺损影，大小约2 cm，肝外胆管明显扩张，最大径约1.5 cm，管腔内见活动性充盈缺损影。考虑十二指肠壶腹癌，决定行光动力治疗。遂插入柱状弥散激光光纤连接630 nm激光发生器，分别在胆管壶腹部及十二指肠腔内照射，输出功率500 mW，照射时间20分钟，总能量600 J，过程顺利，然后留置1根塑料支架（10Fr-7 cm）于胆总管，末端位于乳头外（图4-1）。

术后无发热，但于术后12小时出现上腹部及腰背部轻度持续性疼痛，术后3小时血淀粉585 U/L，24小时血淀粉酶817 U/L，CRP 13.84 mg/L，WBC 14.66 × 10^9/L，Hb 117 g/L，

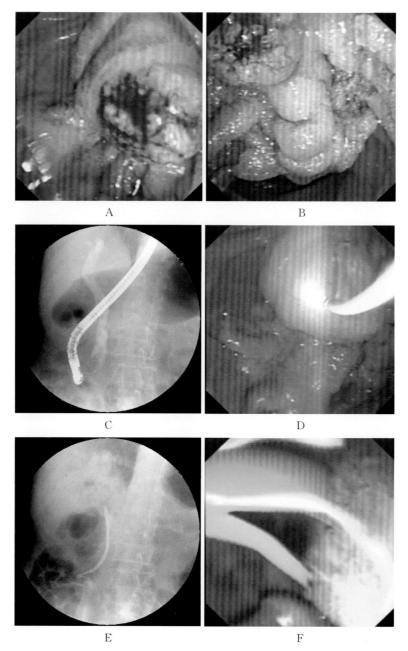

图 4-1 十二指肠乳头明显增大,乳头开口呈不规则增生、破溃,质脆,易出血,开口不清(A);乳头周围肠道黏膜亦可见软组织增生(B);造影见胆总管末端可见一卵圆形充盈缺损影,边缘不平整,大小约 1 cm×2 cm,近端胆管稍扩张(C);插入光纤置入肿瘤部位,并进行激光照射(D);置入一根 8.5F 胆道塑料支架,可见胆汁流出通畅(E,F)。

PLT $92×10^9$/L。考虑 ERCP 术后轻度急性胰腺炎,给予扩容、抑酶、抗炎、改善微循环等治疗后于第 3 天症状缓解,复查肝功能、血常规及淀粉酶均正常后于 2013 年 11 月 30 好转出院。

2014 年 1 月 3 日复查十二指肠镜检查,见降段乳头稍增大,表面增生,触之易出血,周围十二指肠也可黏膜充血糜烂、增生,但较前明显好转,另可见一塑料支架在位,引流通畅(图 4 - 2)。因无任何症状与体征,故未做进一步处理。

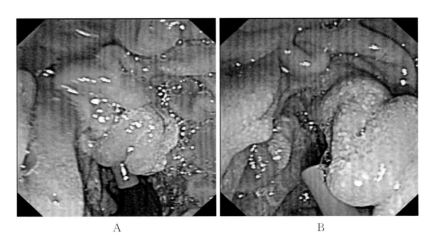

A　　　　　　　　　　　B

图 4 - 2　十二指肠乳头稍大,但较前明显缩小,表面及周围肠道黏膜可见增生,触之易出血,乳头口可见一塑料支架在位,并可见胆汁流出(A、B)。

2014 年 3 月,随访患者无腹痛、发热等不适。因塑料支架留置已近 4 个月,考虑支架有堵塞可能,故于 2014 年 3 月 22 日入院。入院复查肝功能、血常规、血肿瘤标志物及淀粉酶均正常。3 月 25 日行第二次 ERCP。术中见乳头口一根塑料支架在位,但支架腔已堵塞,可见胆汁从支架旁乳头间隙流出。用圈套器拔除支架后见原乳头结构已消失,开口敞开,可见胆汁流出通畅;乳头周围十二指肠部分黏膜增生,表面呈细颗粒状,但较前明显好转。胆管造影可见肝外胆管扩张,最大径约 1.4 cm,其内可见多发充盈缺损影,用气囊与取石篮取出许多结石碎片及胆泥,胆总管末端未见明显占位改变,对比剂流出顺畅。考虑肿瘤局部毁损较彻底,决定不再留置胆道支架,仅留置鼻胆管做短期引流。术后无特殊不适,3 天后拔除鼻胆管出院。随后每 3 个月复查血生化、血常规及肿瘤标志物均正常。

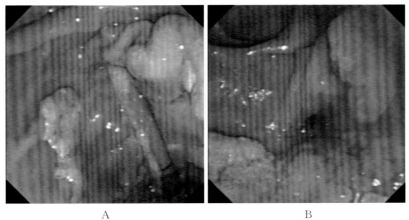

A　　　　　　　　　　　B

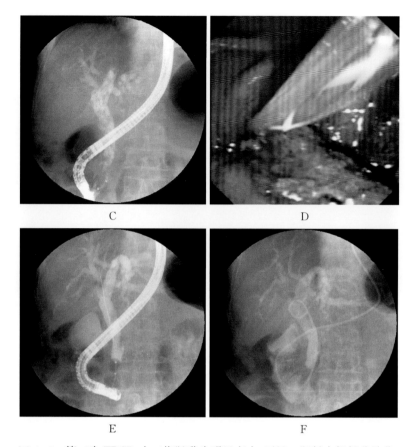

图 4-3 第二次 ERCP,十二指肠乳头明显变小,可见一塑料支架部分移位,胆汁可从支架旁流出,乳头周围肠道增生软组织较前明显减少(A);拔除支架,可见原肿大的乳头已消失,局部平坦,开口达 3 mm,可见胆汁流出通畅(B);胆道造影见肝内、外胆管扩张,其内可见多发充盈缺损影(C);取石篮及取石球囊取出大量胆泥(D);球囊堵塞造影肝内外胆管未见充盈缺损影,胆总管末端未见明显占位(E);留置鼻胆管引流(F)。

2015 年 1 月下旬起出现反复进食后右上腹痛,时伴尿黄、发热,经抗炎治疗后可缓解。MRCP 提示肝外胆管多发结石,胰管扩张(图 4-4)。遂于 2015 年 2 月 27 日行第 3 次 ERCP,

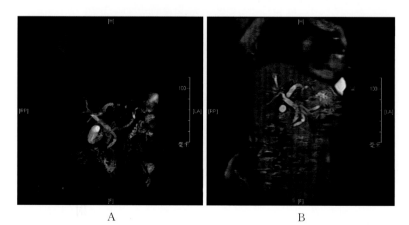

图 4-4 MRCP 示胆胰管扩张,肝外胆管多发充盈缺损,考虑结石可能(A、B)。

术中见乳头扁平状,呈治疗后改变,与前次相比开口显示欠清,但胆汁流出通畅。乳头周围十二指肠部分黏膜增生呈结节状,表面呈细颗粒状,较前略有进展。造影见肝外胆管扩张,最大径约 1.2 cm,其内可见多枚类圆形充盈缺损影,最大约 1.2 cm,用取石篮顺利取出结石(图 4-5)。乳头部活检病理提示局部黏膜慢性增生性炎,伴低级别上皮内瘤变。

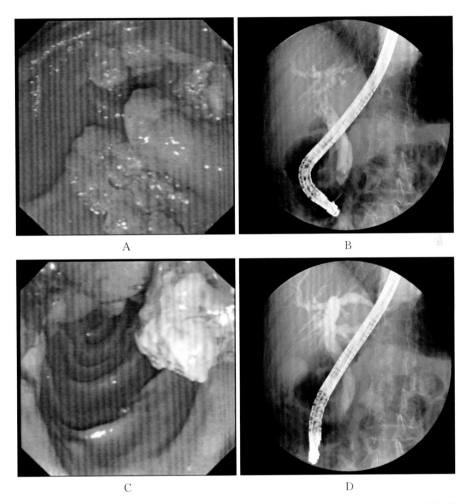

图 4-5 第三次 ERCP,见乳头扁平状,呈治疗后改变,与前次相比开口欠清。乳头周围十二指肠部分黏膜增生呈结节状,较前有所进展(A);胆道造影见肝外胆管多发充盈缺损,位置可变动,考虑结石可能(B);取石篮取出较多结石(C);再次造影胆管内充盈缺损消失,乳头开口处未见明确充盈缺损,对比剂流出通畅(D)。

2016 年 1 月起再次反复出现寒战、发热,复查 MRCP 提示肝内外胆管积气,胰管扩张,考虑壶腹部占位复发可能。2 月 29 日行第二次光动力治疗,术前 48 小时静脉注射间-四羟基苯二氢卟酚(Mthpc, Foscan)3 mg。术中见乳头区域组织增生不平,开口显示不清,胆汁流出通畅。乳头周围十二指肠部分黏膜增生呈结节状,表面呈细颗粒状,较前有所进展。胆道造影见肝外胆管轻度扩张(1.0 cm),为预防术后胰腺炎,置入 5F-5 cm 胰管支架于主胰管。插入 3 cm 柱形光纤进入胆管进行光动力治疗,采用 653 nm 的激光进行照射(400 mW,

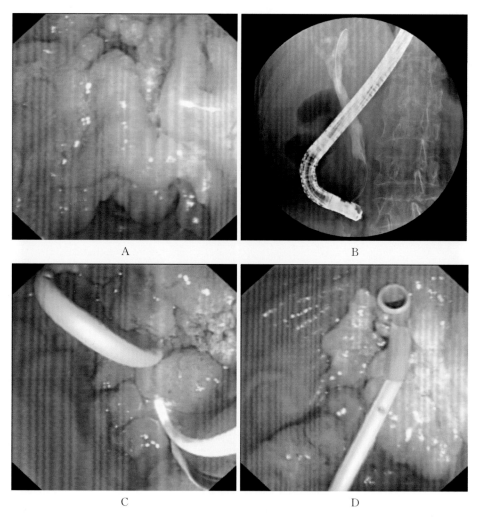

图 4-6　十二指肠乳头开口处可见软组织增生,较前增多,乳头周围十二指肠部分黏膜增生亦较前有所进展(A);胆道造影见肝内外胆管轻度扩张,最大径约 1.0 cm,其内未见明确充盈缺损影(B);胰管置入一根 5F 单猪尾胰管支架,插入光纤进入胆管,进行光动力治疗(C);光动力治疗结束后在胆管置入一根 8.5F 胆管塑料支架(D)。

15 分钟,360 J);用球形光纤在乳头周围肠道行光动力治疗(400 mW, 10 分钟, 240 J)。留置 1 根 FLEXIMA 8.5Fr-5 cm 塑料支架于胆总管,末端位于乳头外(图 4-6)。术后患者仍出现上腹痛,局部轻度压痛,移动性浊音阴性,肠鸣音减弱。血淀粉酶 243 U/L, WBC 11.99 × 10^9/L, N 90.6%, CRP<5 mg/L,考虑仍有轻度急性胰腺炎,经保守治疗 3 天后好转,1 周后出院,至今存活。

　　2016 年 10 月 27 日内镜复查,主乳头结构消失,开口增大,胆汁流出顺畅,周围肠壁黏膜增生较前好转,未见明显溃疡及新生物(图 4-7)。支架已自行滑脱。随访至 2017 年 2 月患者无明显不适,各项检验正常。

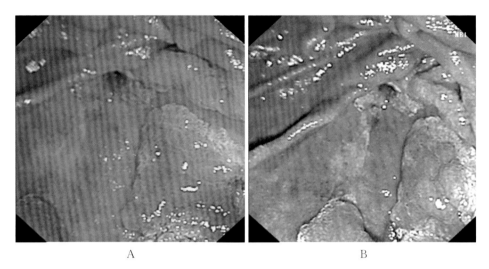

图 4-7 乳头口未见胆胰管支架,乳头开口处及周围增生软组织消失,乳头开口约 3 mm,胆汁流出通畅,周围肠道见黏膜增生,但较前好转,未见明显溃疡及新生物(A);NBI 观察未见明显异常腺体结构(B)。

【讨论】

光动力疗法(photodynamic therapy,PDT)是继手术、放疗和化疗后又一治疗恶性肿瘤的手段。其原理是利用光敏剂在肿瘤组织中选择性积聚、潴留,并能在特定波长的光照下,通过光化学或光生物学反应对肿瘤组织产生杀伤效应,从而达到局部治癌的目的。它是一种微侵袭性、引起局部组织破坏的非产热性治疗手段。光动力疗法的优点在于它对靶组织及损伤程度都具有可选择性,而不损伤正常组织。PDT 的主要不良反应为光毒性,根据所用的光敏剂不同,术后需一定的避光期,以免光照引起皮肤等损伤。

目前已有许多有关研究结果显示光动力对于胆管肿瘤具有较佳的疗效,PDT 合用支架治疗与单独支架治疗相比,可明显延长患者的生存时间(中位生存期 498~630 天 vs. 98~210 天,$P < 0.05$),且并不增加患者胆管炎等并发症的发生。另有研究对肝门部胆管癌的手术治疗、单纯支架治疗、支架联合光动力治疗的疗效进行比较,光动力合并支架治疗与单纯支架治疗比较明显延长了生存时间(360 天 vs. 192 天),其疗效与姑息性手术切除术(R1/R2 切除)的疗效相近(360 天 vs. 366 天)。一项专门纳入壶腹癌的研究结果显示 PDT 联合支架治疗可使壶腹肿瘤缩小,甚至可使瘤体完全消失,缓解期从 8~12 个月不等。

本例系高龄壶腹部肿瘤患者,无法接受大创伤的外科手术,经 PDT 治疗后瘤体几乎完全消失,乳头周围累及的肠壁亦有所缓解,并且完全摆脱了胆道支架,其时间长达 24 个月,当病灶复发后再次实施 PDT 仍显示出疗效,患者存活已超过 3.5 年,表明 PDT 治疗壶腹癌安全和有效的。

光动力治疗时应根据所选用的光敏剂特性确定相应波长的激光源和最佳照射间期。本例 2 次 PDT 分别采用血卟啉衍生物和 mTHPC,其最佳的间期均为 48～72 小时,对应的激发波长分别为 630 nm 和 653 nm。可根据肿瘤的长度选取适合长度的光纤(柱状弥散光纤长度从 3～5 cm 不等),光照区域建议超过病灶边缘 1～2 cm,若肿瘤狭窄段较长可分段依次照射,但应注意两段之间应有少许重叠,避免漏照病变区域。开始输注光敏剂后,患者应注意避光,要避开日光、白炽灯等光源直射,不同光敏剂代谢速度不同,光毒性有所差异。在光动力中和治疗后患者持续吸氧,可以提高组织局部氧浓度,增加光化学反应的疗效。对壶腹周围癌进行 PDT 可能导致胰管开口水肿而引起胰腺炎,应该预防性留置胰管支架。本例患者第一次行 PDT 时未置入胰管支架,在术后发生了急性胰腺炎,第二次 PDT 置入了胰管支架,虽然术后仍然发生了胰腺炎,但其程度较第一次要轻,病程较短。

本例患者经光动力治疗后壶腹肿瘤缓解,但此后仍出现胆管炎的症状,此时应注意鉴别诊断。急性胆管炎的原因包括肿瘤复发、胆肠反流或胆管结石形成等。本例患者经 MRCP 证实为胆管结石形成,ERCP 取石后症状缓解。

针对此例患者亦可考虑胆管内射频消融治疗,但射频治疗对肠壁病灶的处理存在困难,而光动力治疗可同时治疗胆管病灶和肠壁病灶,所以对本例我们采用了光动力治疗。

光动力治疗作为一项创伤小、针对性强、副作用小、可重复开展的肿瘤治疗手段,为无法根治性切除的胆道肿瘤患者带来了福音,具有良好的应用前景。

【临床感悟】

● 对于壶腹部肿瘤累及周围肠壁的病例,内镜介导的光动力治疗具有较好的治疗效果,能有效消除病灶,缓解胆管梗阻和肠道狭窄,改善患者的生活质量和生存期,肿瘤复发后重复治疗仍然有效。

(高道键   胡　冰)

【参考文献】

[1] Abulafi AM,Allardice JT,Williams NS,et al. Photodynamic therapy for malignant tumours of the ampulla of Vater [J]. Gut,1995,36:853 - 856. PMID:7615273.

[2] Speer C. A photodynamic therapy for ampullary cancer [J]. Gastroenterol Nurs,2006,29:398 - 400. PubMed PMID:17038844.

[3] Lee TY,Cheon YK,Shim CS. Current status of photodynamic therapy for bile duct cancer [J]. Clin Endosc,2013,46:38 - 44. PMCID:PMC3572349.

5

胆总管狭窄合并结石的内镜治疗

【病史摘要】

    患者,男,52岁,因"反复上腹胀痛伴发热8月余"于2016年1月收入我院。2015年7月起患者无明显诱因出现上腹部胀痛不适,间断发作,伴寒战、高热,最高体温39.5℃,伴皮肤及巩膜黄染、尿色加深,发作时偶有恶心、呕吐,呕吐物为胃内容物,吐后症状稍缓解。于当地医院行B超检查提示胆总管下段异常强回声,肝内外胆管扩张,胰头处实性中等回声,考虑胆总管结石。复查CT示胆总管结石,肝内外胆管扩张。经保肝、退黄、抗感染等治疗后好转,但症状仍反复发作,且发作频率逐渐升高。为行胆总管取石术,遂以"胆总管结石"入院。

    患者于2005年因饮酒诱发急性胰腺炎,经保守治疗后好转,同年发现血糖升高,2010年再次发生重症胰腺炎,于当地医院行开腹探查手术,完成胰腺坏死组织清除和腹腔引流,手术后出现胰瘘及十二指肠瘘,经其他医院非手术治疗一年,胰瘘及肠瘘逐渐愈合。

【诊治经过】

    入院查体可见腹部2条陈旧手术瘢痕,其他无阳性发现。肝肾功能、血CEA、AFP、CA199均正常。遂于2016年1月11日在我院行ERCP治疗(图5-1),术中见肝外胆管显著扩张,最大径约1.5 cm,其内可见1枚类圆形充盈缺损影,大约0.9 cm,胆总管下段狭窄,局部口径约0.4 cm,涉及整个胰腺段。肝内胆管未见结石影。胰管造影显示,胰颈部主胰管局限性狭窄,上游胰管稍扩张。遂行乳头小切开后予柱状气囊扩张乳头开口及其狭窄段胆管(5大气压约90秒)至8 mm,碎石器绞碎结石,并逐一取出结石及碎片,再次探查及造影未见结石残留,操作过程较困难,术后患者恢复良好并出院。

    2016年3月下旬,患者再次出现腹痛、黄疸、恶心、呕吐,伴寒战、高热,最高体温40℃。MRCP检查见胆总管下端狭窄并发结石(图5-2),再次来我院治疗。2016年3月21日行第2次ERCP(图5-3),术中见肝外胆管轻度扩张,最大径约1.4 cm,其内可见1枚圆形充

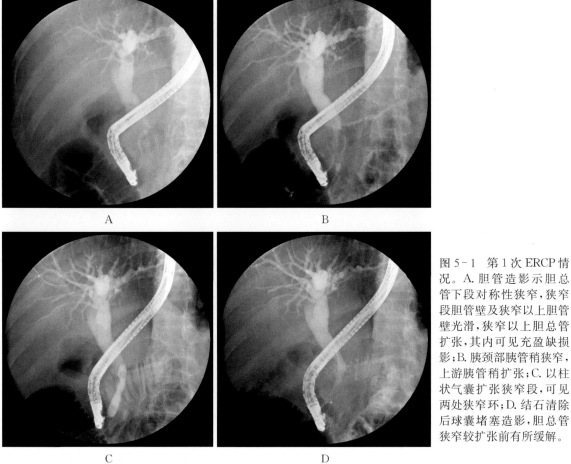

A

B

C

D

图 5-1　第 1 次 ERCP 情况。A. 胆管造影示胆总管下段对称性狭窄,狭窄段胆管壁及狭窄以上胆管壁光滑,狭窄以上胆总管扩张,其内可见充盈缺损影;B. 胰颈部胰管稍狭窄,上游胰管稍扩张;C. 以柱状气囊扩张狭窄段,可见两处狭窄环;D. 结石清除后球囊堵塞造影,胆总管狭窄较扩张前有所缓解。

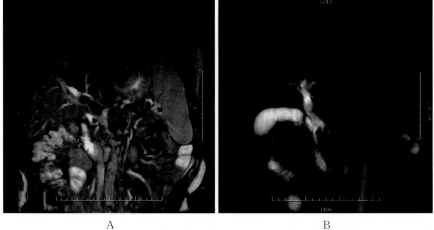

A

B

图 5-2　2016 年 3 月患者行 MRCP 检查再次发现胆总管结石,胆总管下段可见环形狭窄(A、B)。

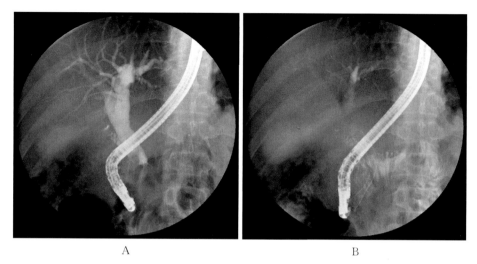

图 5-3 第 2 次 ERCP 情况。A. 胆总管狭窄较前无明显改善,其上可见结石;B. 放置全覆膜金属支架于狭窄段。

盈缺损影,大小约 0.6 cm × 0.6 cm,胆总管下段可见狭窄,局部口径约 0.3 cm。患者上次 ERCP 已行狭窄段扩张,此次胆总管狭窄较前无明显改善,再次取石操作仍较困难。患者短期内出现结石复发,考虑与胆道狭窄有关,故应该首先考虑治疗胆总管狭窄,待狭窄缓解后再取出结石。遂置入一根 10 mm × 60 mm 全覆膜金属支架跨越整个狭窄段,远端留置在乳头外。术后患者恢复良好,顺利出院。

患者支架留置 1 年,其间患者无腹痛、黄疸、发热等症状。2017 年 4 月再次来院行 ERCP 术(图 5-4),顺利拔除全覆膜金属支架,造影见胆总管下段狭窄段较前明显缓解,局部口径超过 0.7 cm,充盈球囊通过顺利,胆总管下段可见 1 枚圆形充盈缺损影,约 0.8 cm 大小,用网篮完整取出结石。

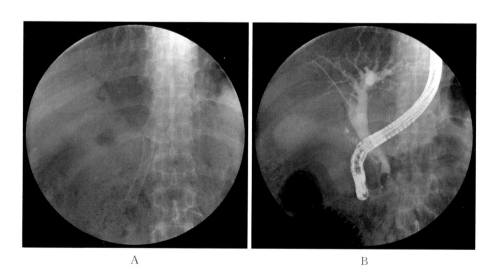

A   B

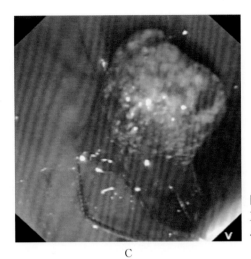

图 5-4　第 3 次 ERCP 情况。A. 金属支架在位,膨胀良好;B. 取出支架后见胆总管狭窄缓解;C. 结石顺利取出。

C

【讨论】

该患者存在胆总管下段严重狭窄,究其原因,考虑与胰腺炎多次发作、外科手术创伤、手术后发生胰瘘和肠瘘以及长时间冲洗引流治疗等因素有关,长期的炎症反应和纤维组织增生使得狭窄段十分坚硬。胆管狭窄会导致胆汁引流不畅,胆泥沉积,加之感染的因素,容易形成胆管结石,这类患者通过 ERCP 取石十分困难,即使勉强取出结石也十分容易复发。本例患者的病情演变充分体现了这些特点。

胆总管下段狭窄合并结石是 ERCP 治疗中的一种特殊情况,尤其是在狭窄原因不明的情况下,临床医生往往选择放置内支架来解除梗阻、缓解症状,但结石难以清除,而且会越来越多。对于患者来说,反复的 ERCP 更换内支架是沉重的经济和心理负担,尤其是年轻患者。解除狭窄是解决问题的关键,传统的做法是手术切除狭窄段,然后施行胆管重新吻合或胆肠吻合术,但手术的风险较高,术后也可能发生吻合口狭窄和结石复发,给患者带来较大痛苦,治疗也变得更加棘手。

2010 年版国内《ERCP 诊治指南》提出"胆总管下段存在较长的狭窄,即使行 EST 或狭窄扩张后仍无法解除狭窄,往往难以清除结石,且容易结石复发,此类病例不适合 ERCP 取石"。本例患者曾因重症胰腺炎行外科手术治疗,手术后发生胰瘘和肠瘘致使手术区域结构非常复杂,再次手术难度极大,故选择内镜治疗。初次 ERCP 虽然扩张了狭窄段,取石仍然十分困难,并在取石后短期内结石再次复发。所以,在第 2 次 ERCP 时我们改变了治疗策略,首先采用全覆膜金属支架(FCSEMS)治疗胆总管狭窄,经过一年的支架支撑狭窄明显缓解,然后再考虑取出结石,这为临床处理此类病例带来了新的思路。

【临床感悟】

胆总管下段狭窄合并结石是临床处理十分困难的特殊类型,应该采取"先治狭窄、后取结石"的策略,有望从根本上消除狭窄,清除结石,获得满意的长期疗效。

（叶　馨　胡　冰）

【参考文献】

［1］中华医学会消化内镜分会 ERCP 学组.ERCP 诊治指南（2010 版）［J］.中华消化内镜杂志,2010,27(3)：113－118.

［2］中华医学会消化内镜分会.慢性胰腺炎诊治指南（2012,上海）［J］.中华胰腺病杂志,2012,12(3)：208－210.

［3］Ferreira L. Acute biliary conditions［J］. Best Practice & Research Clinical Gastroenterology,2013,27：745－756.

［4］ASGE Standards of Practice Committee. The role of ERCP in benign diseases of the biliary tract［J］. Gastrointestinal Endoscopy,2015,81(4)：795－803.

6

十二指肠和胆道双重梗阻的
经超声内镜胆管引流术

【病史摘要】

　　患者,男性,71 岁,入院前 10 个月被诊断为"十二指肠降段癌伴肝内多发转移",曾于外院行 14 个疗程的化疗(化疗方案不详)。此次因"皮肤、巩膜黄染 1 个月"再次就诊,外院胃镜检查提示:"十二指肠降段癌伴肠腔狭窄",MRI/MRCP 检查提示:"胆总管下段梗阻伴肝内外胆管扩张"(图 6-1),遂转至我院拟行 ERCP 以缓解梗阻性黄疸。此次发病以来,患者无发热、腹痛、呕吐或黑便,尚能少量正常进食。

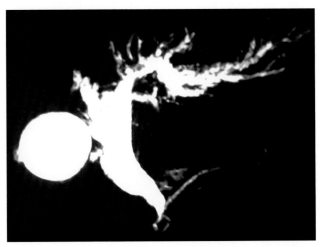

图 6-1　术前 MRCP 显示胆总管下段狭窄伴肝内外胆管扩张。

【诊治过程】

　　患者入院后查体发现皮肤、巩膜黄染,中上腹轻度压痛,其他无特殊发现。血清 Tbil 178.5 μmol/L, Dbil 134.8 μmol/L, GPT 33 U/L, GOT 43 U/L, AKP 297 U/L, γ-GT 309 U/L;血清 CA199 >1 000 U/ml, CEA 10 μg/L, AFP 8.1 μg/L。

　　患者在完善各项检查准备后于 2016 年 8 月 30 日行 ERCP 术。术中见十二指肠球部大弯侧条状黏膜下隆起,降段肠腔狭窄,黏膜呈不规则隆起并与球部隆起相连续,病变表面质地脆,触之易出血,十二指肠镜无法通过狭窄(图 6 - 2)。由于内镜无法到达主乳头,与家属沟通并获得患方签署知情同意书后决定行超声内镜引导下的胆管引流术。

　　超声内镜进镜至十二指肠球部,探查见肝外胆管显著扩张,最宽处达 16 mm;胆总管管壁外探及小片无回声液性暗区,超声探头与胆总管间探及低回声软组织肿瘤影。考虑到经球部穿刺肝外胆管的路径受肿瘤组织遮挡,无法行经十二指肠球部肝外胆管穿刺造瘘术(EUS-guided choledochoduodenostomy, EUS-CDS)。退镜至胃体行 EUS 探查见左肝内胆管扩张,局部宽 6 mm(图 6 - 3)。超声及血流多普勒引导下,避开血管结构,以 19G 穿刺针经胃壁穿刺入左肝内胆管;回抽见深褐色胆汁,经穿刺针注入对比剂显影肝内外胆管并留置

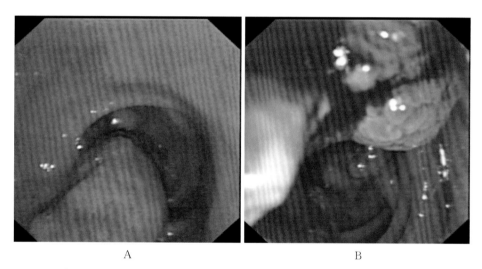

A　　　　　　　　　　　　　　　B

图 6 - 2　十二指肠镜所见。A. 球部软组织肿瘤;B. 降段黏膜隆起伴肠腔狭窄,黏膜质地脆。

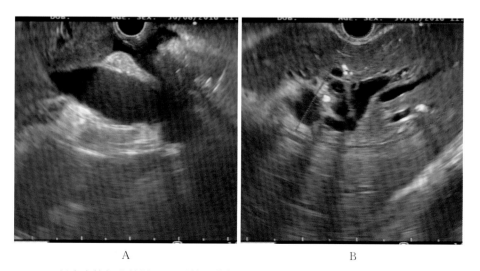

A　　　　　　　　　　　　　　　B

图 6 - 3　超声内镜探查结果。A. 肝外胆管扩张,胆管壁与球部管壁间、探头下方见无回声液性暗区;B. 左肝内胆管扩张。

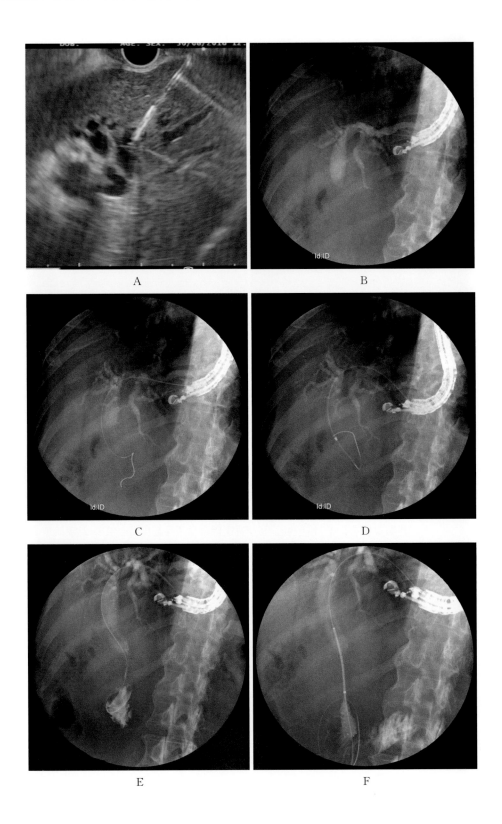

A

B

C

D

E

F

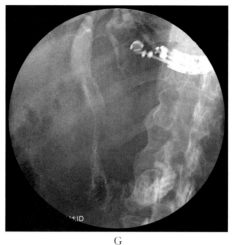

图6-4　超声内镜引导的顺行胆管支架置入经过。A. EUS引导下经胃穿刺左肝内胆管；B. 经穿刺针注入对比剂显影肝内外胆管；C. 导丝进入胆总管内但未通过乳头；D. 扩张探条扩张穿刺路径；E. 经乳头肌切开刀引导将导丝插入十二指肠腔内；F、G. 顺行置入胆道金属支架。

G

1根0.025 inch导丝于胆总管下段，导丝未能经乳头进入十二指肠腔内；以胆道扩张探条逐级扩张穿刺路径至8.5Fr，经导丝引导置入弓形乳头肌切开刀使其先端部到达胆总管下端，调整切开刀先端方向后导丝顺利经乳头开口进入十二指肠肠腔内；切开刀先端经乳头开口进入肠腔内，注入对比剂显影肠腔并确认乳头远端肠腔无狭窄；在导丝引导下经胃壁、经左肝内胆管顺行置入1根10 mm×80 mm不覆膜胆道金属支架，支架远端位于十二指肠肠腔内、乳头外约1.5 cm，近端位于胆总管上段。透视下见支架位置理想，释放良好（图6-4），穿刺路径无活动性出血。

术后患者黄疸迅速消退，无发热、胰腺炎或胆管炎，顺利出院并接受局部放射治疗，2017年2月17日死于原发病。

【讨论】

ERCP是缓解远端胆管恶性梗阻的首选治疗方法，若胆胰恶性肿瘤侵犯十二指肠导致肠腔狭窄或十二指肠恶性狭窄伴肝外胆管受侵，则内镜常无法到达十二指肠主乳头。以往可供选择的非手术治疗方法包括经皮经肝胆管引流（PTCD）结合十二指肠支架置入术或内镜下十二指肠支架置入术后择期再次ERCP术，这些方法往往无法同步进行，若肿瘤侵犯壶腹部亦常导致ERCP失败。

超声内镜引导下的胆管引流术（EUS-guided biliary drainage，EUS-BD）为此类患者提供了一种全新的内镜治疗方法。在ERCP无法完成或失败后，可依据不同情况同步行十二指肠支架置入术及EUS-BD术［EUS引导下经十二指肠肝外胆管造瘘术、经胃经肝内胆管顺行金属支架植入术（EUS-guided antegrade stenting，EUS-AS）或经胃经肝内胆管造瘘术（EUS-guided hepaticogastrostomy，EUS-HGS）］。然而，选用哪一种EUS-BD术式的疗效更佳尚无定论。在近期的一项回顾性研究中，共有39例十二指肠和肝外胆管双重梗阻患者接受了十二指肠支架置入及EUS-BD术，选择EUS-HGS术者的十二指肠金属支架与胆道金属支架的中位数通畅时间(分别为 113 天与 133 天)显著长于 EUS-CDS 术(分别为 34 天与 37 天)($P=0.045$),EUS-CDS 术的不良事件发生率(OR 10.285)则高于 EUS-HGS($P=0.012$)。然而,该研究中 EUS-CDS 术所采用的胆道支架均为普通覆膜胆道金属支架,与十二指肠支架之间可能会存在互相干扰而影响胆道支架的通畅期或增加不良事件发生率。随着双蕈式覆膜金属支架被应用于 EUS-CDS 术,胆道支架与十二指肠支架之间可能存在的互相干扰问题得到了一定程度的解决。

此例患者因肿瘤延伸长入十二指肠球部而无法行 EUS-CDS 术,故改行 EUS-AS 术。患者虽存在十二指肠降段狭窄,但无肠梗阻症状,故 EUS-AS 术后未同步置入十二指肠支架,后续局部放疗至其死亡未出现肠梗阻症状。对于胆总管下段或十二指肠乳头肿瘤者,胆管穿刺成功后导丝可能无法通过乳头开口进入肠腔,此例患者中利用了弓形乳头肌切开刀先端可调方向的特点,成功引导导丝经乳头开口进入十二指肠腔内;若导丝仍无法进入十二指肠肠腔,则可考虑行 EUS-HGS 术。EUS-BD 为远端胆管恶性梗阻合并十二指肠梗阻患者提供了一种新的、安全有效的内镜治疗方法。

【临床感悟】

● 对十二指肠和胆总管远端双重梗阻而无法行 ERCP 者,EUS 引导下的胆管引流术可作为经皮经肝胆管引流术的替代治疗方法。

● EUS-BD 可在 ERCP 失败后与十二指肠支架置入术同步进行,具体选用哪一种术式需结合患者的具体情况及操作者的经验而决定。

(孙 波 胡 冰)

【参考文献】

[1] Ogura T, Chiba Y, Masuda D, et al. Comparison of the clinical impact of endoscopic ultrasound-guided choledochoduodenostomy and hepaticogastrostomy for bile duct obstruction with duodenal obstruction [J]. Endoscopy, 2016,48:156-163.

[2] Itoi T. Moving closer to developing an optimal algorithm for EUS-guided biliary drainage [J]. Gastrointest Endosc, 2016,84:947-949.

7

EUS 引导的十二指肠胆管造瘘术治疗
胰腺癌所致的胆管梗阻

【病史摘要】 -

患者,女性 82 岁。因"发现皮肤、巩膜黄染 10 天伴皮肤瘙痒",于 2016 年 4 月就诊于我院。

查体除有较明显的消瘦及皮肤、巩膜黄染外,无其他特殊发现。血清 Tbil 301.2 μmol/L,Dbil 227.4 μmol/L, GPT 86 U/L, GOT 85 U/L, AKP 484 μmol/L, γ-GT 491 μmol/L;CA19-9 >1 000 U/ml, CEA 5.9 μg/L。外周血细胞计数、血 BUN、Cr、电解质水平等均在正常范围内,空腹血糖 8.6 mmol/L。腹部 CT 检查提示"胰头占位,胆总管下段梗阻伴肝内外胆管扩张(图 7-1)"。

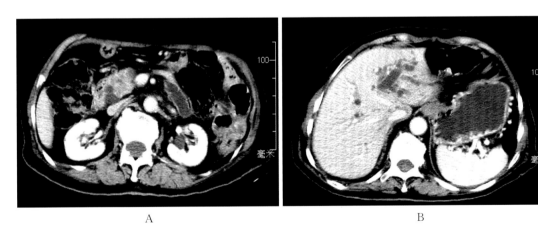

A   B

图 7-1　患者腹部 CT 示胰头部占位伴胆管下段梗阻及肝内胆管扩张。

综合生化及影像学检查结果,临床诊断为:"胰头癌伴胆总管下段恶性梗阻"。经医院胆胰恶性肿瘤多学科会诊,认为患者年龄大、一般状况较差,不适合行手术治疗,遂收住我院内镜科拟行 ERCP 下胆管内支架置入术。患者既往曾行胆囊切除术,有 2 型糖尿病史。

【诊治过程】

患者在完善各项检查准备后于 2016 年 4 月 27 日接受 ERCP 治疗。术中见十二指肠主乳头形态及开口无明显异常,以导丝反复尝试行胆管选择性插管无法成功,先后采用胰管导丝占据法及针状刀乳头预切开,导丝均无法进入胆总管内。经与患者家属沟通并签署知情同意书后决定行超声内镜引导下的胆管引流术。

超声内镜于胰头部探及一处实性占位影,直径 27 mm,内部呈不均匀低回声,边界不规则;病灶侵犯胆总管下段,梗阻近侧胆总管显著扩张,宽 16.3 mm(图 7-2)。依据 EUS 探查所见,决定行 EUS 引导下经十二指肠肝外胆管造瘘术(EUS-CDS)。经超声及血流多普勒引导下、避开血管结构、以 19G 穿刺针经球部顺利穿刺入肝外胆管,回抽见黑色胆汁;经穿刺针注入对比剂显影胆管,置入 1 根 0.025 inch 导丝并使其先端部盘曲于肝内胆管内;退出穿刺针,在导丝引导下先后以胆道扩张探条及柱状气囊(直径 6 mm)扩张穿刺道,置入一根双蕈式全覆膜金属支架(图 7-3,直径 6 mm,蕈伞直径 14 mm,鞍部长度 8 mm);在 EUS 引导下

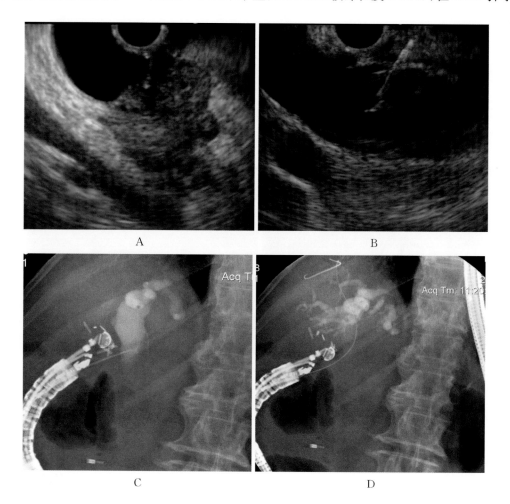

A

B

C

D

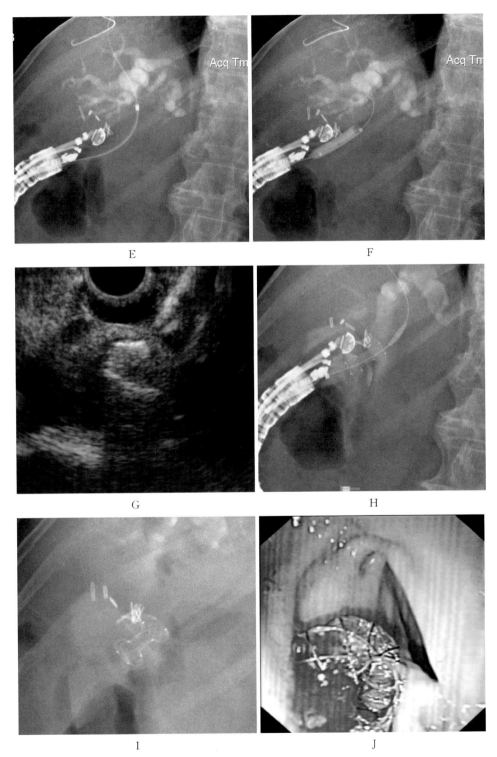

图7-2 EUS引导下经十二指肠球部肝外胆管造瘘术。A.胰头低回声实性占位伴近端胆管扩张;B.穿刺针经球部穿刺进入肝外胆管内;C.胆管造影所见,D.留置导丝与肝内胆管内;E、F.以探条和柱状气囊依次扩张穿刺通道;G.EUS下释放胆管内的远端蕈伞头;H、I.透视下支架完全释放,胆管内对比剂排空;J.位于十二指肠球部腔内的近端蕈伞头。

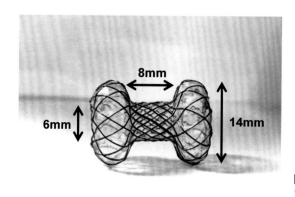

图 7-3 双蕈式全覆膜金属
支架（Micro-Tech）。

释放远端蕈伞头，回拉远端蕈伞头使胆管壁紧贴十二指肠肠壁，然后在内镜直视下释放近段蕈伞头；内镜直视及 X 线透视下见支架定位理想，释放良好，胆管内对比剂完全排空至肠腔内，未见渗漏至腹腔内。穿刺造瘘处无活动性出血。术后患者无腹痛、发热，肝功能显著改善，顺利出院。

【讨论】

ERCP 是解除胆胰恶性肿瘤所致梗阻性黄疸的首选治疗方法。约有 3%～10% 的患者因胆管梗阻严重、肿瘤侵犯十二指肠或因胆管-空肠吻合等胃肠改道术后而无法完成 ERCP。在此情况下，以往可供备选的胆管引流方法包括经皮经肝胆管穿刺引流术（PTCD）及外科手术。然而，外科手术造成的创伤较大，而 PTCD 则存在出血、引流管脱落导致胆汁渗漏至腹腔内或皮外等并发症，长期引流可导致胆汁体外丢失而影响脂肪消化及脂溶性维生素吸收，体外引流管也需要额外护理并在一定程度上影响了患者的生活质量。

2001 年 Giovannini 等首先报道了 EUS-CDS 术。发展至今，EUS 引导的胆管引流术（EUS-BD）在欧美与日韩等国家的大型内镜诊疗中心均已成熟开展，成为内镜下胆管引流的前沿技术之一。按操作方法可将 EUS-BD 分为 4 种主要类型，分别为 EUS 引导下汇合法（EUS-RV）、EUS 引导下的顺行胆管内支架置入术（EUS-AS）、EUS 引导下经胃肝内胆管造瘘术（EUS-HGS）和 EUS 引导下经十二指肠肝外胆管造瘘术（EUS-CDS）。按引流途径也可将 EUS-BD 分为经十二指肠乳头引流（EUS-RV 和 EUS-AS）与经胃肠壁引流（EUS-HGS 和 EUS-CDS）两种。现有的文献报道支持 EUS-BD 作为胆管恶性梗阻 ERCP 胆管引流失败后的补救治疗措施。回顾性研究结果显示 EUS-BD 治疗胆管远端恶性梗阻的操作成功率、治疗成功率与总体不良事件发生率与 ERCP 无显著差异。另外，荟萃分析结果提示在 ERCP 失败后，EUS-BD 与 PTCD 在操作成功率方面无统计学差异，但 EUS-BD 在治疗成功率方面则优于 PTCD，而且术后无腹痛不适，生活质量更高。

目前，EUS-CDS 术主要适用于治疗胆管远端恶性梗阻、需行胆管引流解除梗阻性黄疸而 ERCP 失败或无法完成者；梗阻段近端距肝门的距离虽无确切的定论，但通常要求至少 2 cm 以上。若 EUS 下无法找到理想的穿刺位置、存在严重的凝血功能障碍（外周血血小板计数<50 000/mm^3，INR>1.5)、穿刺路径无法避开血管结构、球部狭窄或严重畸形、胃流出道梗阻、大量腹水、有心肺功能障碍或其他内镜操作禁忌证、患者未签署知情同意书等均不适合行 EUS-CDS。小样本、前瞻性、随机对照研究结果均提示 EUS-CDS 治疗远端胆管恶性梗阻的操作成功率及治疗成功率与 PTCD 相比亦无显著差异。另外，近期的一项回顾性研究显示若将 EUS-CDS 作为远端胆管恶性梗阻一线内镜引流方法，其治疗成功率、总体并发症发生率及术后一年内再次介入率与 ERCP 相比无显著差异，但 EUS-CDS 的平均操作时间少于 ERCP 且无术后胰腺炎发生。

以往行 EUS-CDS 术时采用的多为塑料支架或普通覆膜胆道金属支架，存在一定的支架移位、胆漏及腹膜炎等并发症。双蕈式覆膜金属支架的特殊设计及应用有效减少了支架移位及其相关并发症的发生率。在采用双蕈式覆膜金属支架行 EUS-CDS 治疗远端胆管恶性梗阻方面，回顾性研究结果显示其操作成功率与治疗成功率均可达95%以上，而总体不良事件发生率则低于10%。需要注意的是，双蕈式覆膜金属支架在 EUS-BD 术中仅适用于EUS-CDS，且取决于肝外胆管扩张的程度。

【临床感悟】

● 在具备 EUS 介入治疗经验的前提下，EUS 引导下胆管引流术可作为低位胆管恶性梗阻 ERCP 失败时一种有效的补救方法。

● EUS 引导下经十二指肠肝外胆管造瘘术主要适用于治疗胆管远端恶性梗阻，总体疗效与 ERCP 和 PTCD 相似。双蕈式全覆膜金属支架用于 EUS-CDS 术，有助于降低支架移位及胆漏等并发症的风险。

（孙　波　胡　冰）

【参考文献】

[1] 孙波,胡冰,吴军,等.超声内镜引导的胆总管十二指肠造瘘术的可行性研究[J].中华消化内镜杂志，2016,33(11):769-773.

[2] Kawakudo K，Kawakami H，Kuwatani M，et al. Endoscopic ultrasound-guided choledochoduodenostomy vs. transpapillary stenting for distal biliary obstruction [J]. Endoscopy，2016,48:164-169.

[3] Kunda R，Perez-Miranda M，Will U，et al. EUS-guided choledochoduodenostomy for malignant distal biliary obstruction using a lumen-apposing fully covered metal stent after failed ERCP [J]. Surg Endosc，2016,30:5002-5008.

[4] Kawakubo K，Kawakami H，Kuwatani M，et al. Endoscopic ultrasound-guided choledochoduodenostomy vs. transpapillary stenting for distal biliary obstruction [J]. Endoscopy，2016,48:164-169.

[5] Artifon EL，Aparicio D，Paione JB，et al. Biliary drainage in patients with unresectable，malignant obstruction where ERCP fails: endoscopic ultrasonography-guided choledochoduodenostomy versus percutaneous drainage [J]. J Clin Gastroenterol，2012,46:768-774.

8

肝门部胆管肿瘤的经胃壁胆管引流术

【病史摘要】

患者,男性,58 岁。因"中上腹不适 2 个月,皮肤、巩膜黄染 2 周伴皮肤瘙痒"就诊于当地医院。查血清 Tbil 253.3 μmol/L, Dbil 216.3 μmol/L。MRCP 检查结果提示:"肝门区占位,考虑胆管细胞癌伴肝内多发转移(图 8-1)"。患者既往无高血压、冠心病或糖尿病史,无手术史,无胆胰恶性肿瘤家族史,为进一步治疗转来我院。

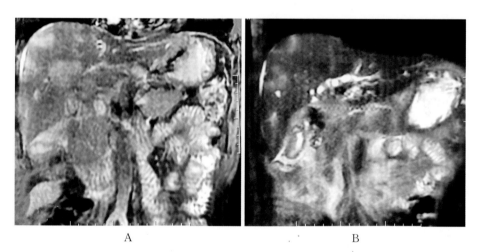

图 8-1 外院 MRCP 显示肝门部胆管占位伴肝内多发转移及左肝内胆管扩张。

【诊治过程】

患者入院后查体见皮肤、巩膜黄染,浅表淋巴结未扪及肿大;心肺体检无特殊发现;腹部柔软,右上腹有轻度压痛,腹部无移动性浊音;双下肢无水肿。入院后查血清 Tbil 463.8 μmol/L, Dbil 359.9 μmol/L, GPT 59 U/L, GOT 67 U/L, AKP 400 U/L, γ-GT 140 U/L, CA199 >

1 000 U/ml，AFP 1.1 μg/L，CEA 8.7 μg/L。乙肝病毒标记物及抗-HCV 均为阴性。

经外科会诊后认为患者无手术适应证，拟行姑息性胆管支架引流治疗。术前讨论认为患者的临床表现、生化检查及 MRI/MRCP 检查支持肝门部胆管恶性狭窄伴右肝广泛转移的诊断。患者的肝门部胆管恶性狭窄呈 Bismuth Ⅳ 型改变，右侧肝内胆管二级以上分支及左肝内胆管起始段受侵犯，右肝内胆管分支较细而左肝内胆管扩张则较为显著，若行右侧肝内胆管引流无效，则左侧肝内胆管成为引流的主要目标。可供选择的治疗方法包括 ERCP、PTCD 及 EUS-HGS，在与患者及其家属进行充分沟通后，最终决定采用 EUS-HGS。

EUS 探查见左肝内胆管扩张，局部宽 7.2 mm。超声及血流多普勒引导下，以 19G 穿刺针经胃壁、避开血管结构后顺利穿刺进入左肝内胆管内，注入对比剂显影左肝内胆管，对比剂未进入右侧肝内胆管或胆总管内（图 8-2）；留置一根 0.025 inch 导丝于左肝内胆管内，先后以胆道扩张探条及柱状气囊（直径 6 mm）对穿刺路径进行扩张，顺利置入一根 80 mm×6 mm 金属支架（支架前端 4 cm 为不覆膜设计，位于肝内胆管内，后端 4 cm 为覆膜设计，支架末端位于胃内部分呈膨大的喇叭口设计以防止支架向腹腔内移位，图 8-3）；透视下支架位置理想，释放良好，见淡黄色胆汁流入胃内。

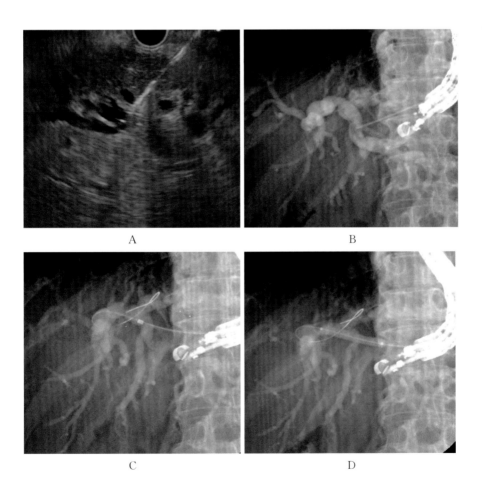

A

B

C

D

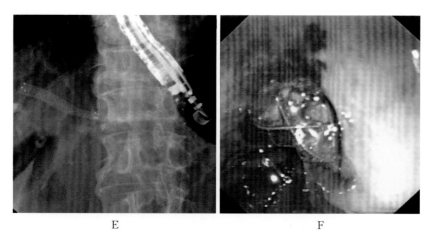

图 8-2 EUS 引导下经胃肝外胆管造瘘术。A. EUS 引导下经胃穿刺左肝内胆管；B. 经穿刺针注入对比剂显影左肝内胆管；C、D. 先后以扩张探条及柱状气囊扩张穿刺路径；E、F. 置入 80 mm×6 mm 金属支架，末端位于胃内。

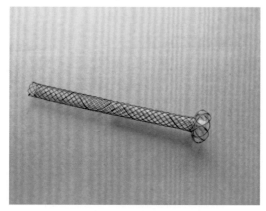

图 8-3 半覆膜胆道金属支架。

患者术后当天晚上诉腹部疼痛，需注射止痛剂，次日腹痛仍无缓解，且腹部有压痛、肌卫及反跳痛。再次行内镜检查见支架有向胃腔内移位现象，经支架内注入对比剂，透视下见少量对比剂经支架不覆膜处漏出至腹腔内，且腹腔内见气体影。遂于支架内再次置入一根 80 mm×8 mm 全覆膜胆道金属支架，支架远端位于原支架前端近侧约 1.5 cm 处，末端位于胃体内(图 8-4)。同时于右下腹经腹壁穿刺，腹腔内留置 1 根 6Fr 引流管，共引流出约 200 ml 胆汁样液体。术后患者腹痛完全缓解，无发热。术后第 2 天起腹腔引流管内即无胆汁引出，术后第 7 天查血清 Tbil 30.9 μmol/L，Dbil 34.5 μmol/L，GPT 70 U/L，GOT 59 U/L，AKP 342 U/L，γ-GT 203 U/L，顺利出院。

【讨论】

肝门部胆管恶性梗阻常由胆管癌、肝癌、胆囊癌、转移性肿瘤或淋巴结压迫所致。ERCP

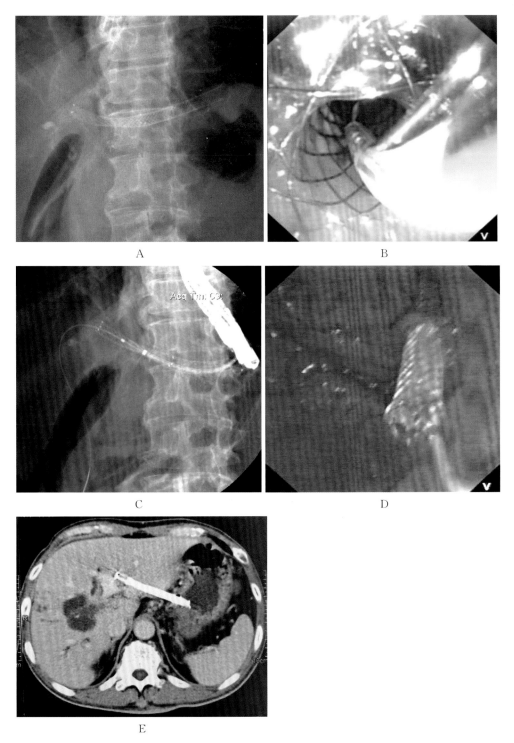

图 8-4　EUS 引导下覆膜金属支架置入。A. 术前透视见支架向胃腔侧移位；B. 经原支架腔置入导丝；C. 于原支架内再次置入一根 80 mm × 8 mm 全覆膜胆道金属支架；D. 支架末端位于原支架末端外约 2.5 cm 处；E. 术后 2 个月 CT 检查见支架在位，左肝内胆管不扩张。

是解除胆管恶性梗阻的首选治疗方法,但在引流肝门部胆管恶性梗阻时常较肝外胆管远端恶性梗阻更困难。对 Bismuth Ⅲ型和Ⅳ型的肝门部胆管恶性梗阻而言,由于左、右肝内胆管互不相通,且肿瘤组织侵犯一侧或双侧二级分支或以上的肝内胆管,ERCP 术后常因引流不充分、支架堵塞/移位等造成退黄效果差,发生胆管炎等并发症。经皮肝穿刺胆道引流术(PTCD)是 ERCP 引流失败后的一种补救方法,但存在着胆汁丢失、引流管脱落及胆漏等并发症,影响患者的生活质量。近期的一项荟萃分析研究结果显示在 ERCP 失败或无法完成的情况下,EUS-BD 可能比 PTCD 更有优势,两者虽然在操作成功率上无统计学差异,但 EUS-BD 的临床成功率更高而不良事件发生率和再干预治疗率更低。

EUS 引导下经胃肝内胆管造瘘术(EUS-HGS)常被用于胆管(尤其是肝门部胆管)恶性梗阻且 ERCP 失败、胃肠改道术后无法完成 ERCP、肝外胆管恶性梗阻合并十二指肠降段或胃流出道梗阻、PTCD 顺行胆管内支架置入失败后等情况;成功行 EUS-HGS 的前提是存在左肝内胆管扩张。EUS-HGS 潜在的优点在于,如果左侧肝内胆管扩张显著操作成功率较高,胆汁内引流无胆汁丢失之虞,患者术后无疼痛不适,支架不通过肿瘤梗阻区域可能通畅时效更佳,生活质量较高。目前 EUS-HGS 主要的禁忌证包括:肝胃间大量腹水、左肝内胆管扩张不明显、穿刺路径血管丰富且无法避开、有严重的出凝血功能障碍、肝内胆管距离胃壁穿刺点过远、有严重心肺功能障碍或其他内镜操作禁忌证、患者无法或不签署知情同意书等。系统回顾显示 EUS-HGS 在操作成功率、治疗成功率及不良事件发生率方面与其他几种类型的 EUS-BD 无显著差别。近期一项来自日本的小样本、回顾性研究显示在远端胆管恶性梗阻合并十二指肠梗阻的情况下,接受 EUS-HGS 患者的十二指肠与胆管金属支架通畅期均显著长于 EUS 引导的经十二指肠肝外胆管造瘘术(EUS-CDS),而其不良事件发生率则显著低于 EUS-CDS。

EUS-HGS 的主要并发症包括出血、支架移位、气腹、胆漏及腹膜炎等。导致支架移位的主要原因在于胃体蠕动与肝脏在呼吸过程中的非同步运动所造成。为避免支架移位,常选用较长的覆膜金属支架或者防移位设计的金属支架;由于置入全覆膜金属支架可能会堵塞肝内胆管分支并继发胆管炎,故支架位于肝内胆管内的部分常被设计成不覆膜结构,长度 1~5 cm 不等;而胃侧采用覆膜结构以防止胆汁流入腹腔。本例我们选用了 80 mm × 6 mm 的半覆膜金属支架,产生支架移位的原因可能在于支架直径小于扩张的左肝内胆管;其次,胃壁至肝内胆管穿刺点的距离可能过远,加之胃体蠕动与呼吸运动导致支架向胃腔侧移位。本例提示 EUS-HGS 术中所选用的支架规格应依据肝内胆管扩张程度及走形而多样化,更有效的防支架移位设计是今后研究的重点之一。此外,当出现支架部分移位且合并胆漏时,在原支架腔内另行置入一根全覆膜金属支架可起到封堵或避免胆漏的作用。

【临床感悟】

● 当左侧肝内胆管显著扩张,且成为主要引流目标时,采用 EUS 引导下胃肝内胆管造瘘术是可供选择的术式之一。

● 支架移位及胆漏是 EUS-HGS 的主要并发症之一。应根据肝内胆管扩张的程度及走形不同而选用不同规格设计的支架;有效的防支架移位设计对减少并发症至关重要。

● 当支架向胃腔内出现部分移位并发生胆漏时,在原支架内置入一根全覆膜金属支架可起到阻止胆漏的作用,结合腹腔引流并加强抗生素治疗可有效处理胆漏。

(孙　波　胡　冰)

【参考文献】

[1] Sharaiha RZ, Khan MA, Kamal F, et al. Efficacy and safety of EUS-guided biliary drainage in comparison with percutaneous biliary drainage when ERCP fails: a systematic review and meta-analysis [J]. Gastrointest Endosc, 2017 (on line).

[2] Wang KX, Zhu JW, Xing L, et al. Assessment of efficacy and safety of EUS-guided biliary drainage: a systematic review [J]. Gastrointest Endosc, 2016,83:1218 - 1227.

[3] Ogura T, Chiba Y, Masuda D, et al. Comparison of the clinical impact of endoscopic ultrasound-guided choledochoduodenostomy and hepaticogastrostomy for bile duct obstruction with duodenal obstruction [J]. Endoscopy, 2016,48:156 - 163.

[4] Nakai Y, Isayama H, Yamamoto N, et al. Safety and effectiveness of a long, partially covered metal stent for endoscopic ultrasound-guided hepaticogastrostomy in patients with malignant biliary obstruction [J]. Endoscopy, 2016,48:1125 - 1128.

9

一例高龄胆总管结石合并胆囊
结石患者的内镜治疗

【病史摘要】

患者,女性,87岁,14年前因胆总管多发结石于我院行 ERCP 取石术,术后恢复良好。2010年9月再次出现右上腹胀痛,MRCP 提示:胆总管轻度扩张伴多发结石,慢性结石性胆囊炎,在外院行 ERCP 术,术中发现胆总管数个结石,最大 1.2 cm×1.5 cm,未行取石术,仅置入一根塑料支架。术后6个月患者再次出现右上腹胀痛,伴恶心、呕吐,为进一步诊治于2011年3月以"胆总管结石、胆囊结石,胆道感染"收入我院。

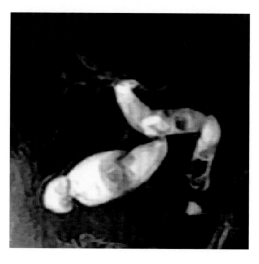

图 9-1 MRCP 示肝外胆管
及胆囊多发结石。

【诊治过程】

入院后查体除有右上腹轻压痛,其他无特殊发现。查血常规、凝血功能及肝肾功能均正常。因患者高龄,合并多种心肺疾患,手术及麻醉风险极大,经与家属反复讨论后决定仍行内镜治疗。遂于2011年3月7日接受 ERCP 诊疗,术中乳头开口可见一个塑料支架末端,用圈套器取出,造影可见肝外胆管轻度扩张,内有数枚大小的充盈缺损影,最大约 1.2 cm,胆囊内见大量不规则充盈缺损影。行柱状球囊扩张乳头开口，用碎石器及取石篮逐一取出胆总管结石。为防止胆囊内结石排至胆总管在短期内胆管炎复发，遂留置一根7.5F-12 cm猪尾塑料支架于胆囊内，末端位于乳头外。操作过程顺利，术后患者恢复良好，顺利出院。

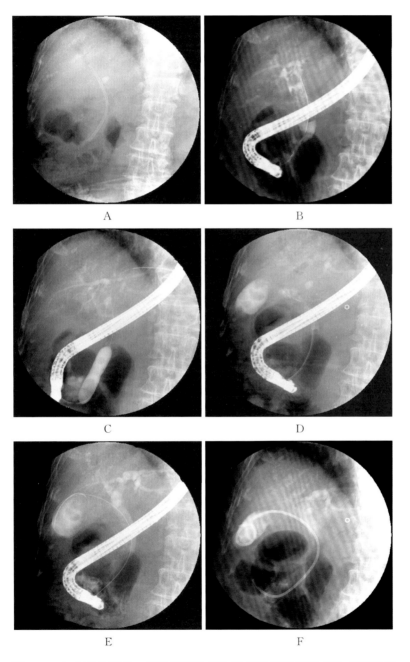

图9-2 A.定位片可见一根胆管塑料支架；B.拔除胆管塑料支架，造影见胆总管内可见数枚类圆形充盈缺损影，最大约1.2 cm；C.用柱状扩张气囊扩张乳头口至13.5 mm；D.将切开刀插至胆囊管开口处，造影进一步显影胆囊管，可见胆囊管呈螺旋状，胆囊内可见多发类圆形充盈缺损影；E.将导丝超选进入胆囊并在胆囊内盘绕；F.胆囊内置入一根7F-12 cm单猪尾塑料支架。

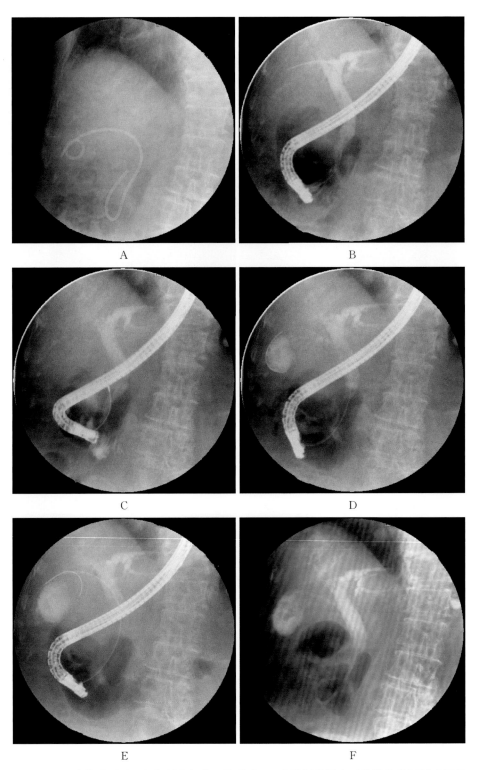

图 9-3　A.定位片可见一根塑料支架位于胆囊内;B.造影胆总管内可见数枚类圆形充盈缺损影,最大约 0.6 cm;C.清除胆总管结石后将导丝超选进入胆囊并在胆囊盘绕;D.置入一根 7F-12 cm 双猪尾塑料支架于胆囊内。

患者出院后一直感觉良好,未出现上腹痛、发热、黄疸等不适,起居正常,直到 2014 年 7 月再次出现右上腹疼痛来我院诊治。入院后完善相关检查:Tbil 8.7 μmol/L,Dbil 2.9 μmol/L,AKP 50 U/L,γ-GT 24 U/L。于 2014 年 7 月 22 再次行 ERCP,定位片可见一根猪尾支架,用圈套器拔除塑料支架,造影见肝外胆管轻度扩张,内有数枚类圆形充盈缺损影,最大约 0.6 cm,胆囊内见多发充盈缺损影。取石篮逐一取出胆总管结石,再次留置一根 7F-12 cm 双猪尾塑料支架于胆囊腔内。操作过程顺利,按期出院。随访至 2016 年底,患者生活起居正常,未有特殊不适。

【讨论】

这是一位高龄患者,有多种心肺疾病,胆囊结石并胆总管结石,反复胆道感染,虽在外院接受了 ERCP 及胆管塑料支架引流,但短期内症状反复复发,十分痛苦。我们考虑到患者年迈体弱,无法接受手术治疗的现实,在清除了胆总管结石后,成功经胆囊管插入支架至胆囊内,实现经乳头的胆囊内引流术。这样做的目的是维持胆囊的引流,降低胆囊结石嵌顿和发生胆囊炎的风险,同时由于支架亦经胆总管下段引出,也改善胆总管的引流,减少了发生急性胆管炎的风险。该例患者的随访结果表明这一措施的效果是显著的,患者第一次治疗后 3 年多无胆道症状发生,生活质量明显提高,第二次治疗至今也近 3 年仍保持正常,因而对于无法接受手术根治的胆囊结石患者,采用经乳头的胆囊支架引流是一种不错的治疗选择。胆囊炎通常是因各种原因导致的胆汁通过胆囊管受阻、胆囊内细菌感染,胆囊切除是治疗急性胆囊炎、胆囊结石的主要方法,但对老年患者,全身状况欠佳,有多种合并症,外科手术以及麻醉的风险极高,对高龄、高危或拒绝手术的患者,胆囊减压治疗是替代手术的有效方法。经皮经肝胆囊穿刺引流术(percutaneous transhepatic gallbladder drainage,PTGBD)是常用的胆囊减压方法,但可能导致胆漏、出血、气胸及引流管移位、滑脱等并发症,并有腹痛不适,影响患者生活质量。且大量腹水、凝血功能障碍及部分肝脏恶性肿瘤等是 PTGBD 治疗禁忌。经内镜逆行胆囊插管(endoscopic retrograde catheterization of the gallbladder,ERCG)及胆囊支架置入术(endoscopic transpapillary gallbladder stenting,ETGS)是另一种实现胆囊引流的方法,至今约有 20 年历史,由于操作难度较大,成功率受限,影响了其临床广泛应用。

ETGS 的优点:①胆汁内引流,符合胆汁代谢的生理;②舒适度高,生活质量高,减少引流管移位或滑脱的可能;③支架维持引流时间较长;④内镜下支架更换容易;⑤ETGS 通过 ERCP 进入胆管,再超选胆囊管,通过自然腔道进行操作与治疗,创伤小,尤其是凝血功能障碍的高危患者,可避免切开或穿刺带来的术中、术后出血;对于解剖结构异常(如 Chilaiditi 综合征)无法行经皮穿刺或大量腹水或穿刺禁忌者可行内镜下胆囊引流;⑥对合并胆总管结石与胆囊炎的患者可同期进行取石与胆囊炎治疗。

ETGS 的治疗有效性、安全性、患者耐受度与长期疗效均较 PTGBD 好。但因胆囊管超选困难,对术者 ERCP 熟练程度及助手的配合要求较高而未能在国内广泛应用。胆囊管开口较难确定或胆囊管与胆总管夹角较锐、胆囊管扭曲、胆囊管口径小、Heister 瓣及胆囊管结石嵌顿等原因均可造成胆囊管超选困难。我们的方法是：①术前仔细阅读影像学资料，尤其是 MRCP，充分了解胆囊管汇入胆总管的位置及胆囊管解剖、有无结石嵌顿及嵌顿位置，有助于 ERCP 时进行针对性超选；②在胆囊管开口附近造影应轻柔，一旦胆囊管开口显影即应停止注入对比剂，避免加压造影造成逆行感染；若造影胆囊管及其开口无法显影时可注入气体行胆管双重造影，因空气的弥散能力较强，通常可使胆囊管及开口显影，从而提高胆囊管超选成功率；③轻轻插入导丝，并通过反复插、拉及旋转导丝或拉弓改变切开刀的方向等方法使丝进入胆囊管开口；④选用"J"形亲水导丝，若缺少"J"形亲水导丝，可将直头亲水导丝塑形成"J"形，使用"J"形导丝可根据胆囊管的走行旋转导丝，改变导丝头端方向慢慢通过胆囊管 Heister 瓣；若常规亲水导丝超选失败可换用全亲水 M 型血管造影用导丝（Terumo），通常可通过胆囊管；⑤一旦导丝进入胆囊管开口后继续插入导丝至稍感阻力或已到达显影胆囊管近端处即停止插入，同时助手绷紧导丝，操作者沿导丝插入切开刀，切记切开刀不可超过导丝头端，以免穿孔，然后再轻注少量对比剂进一步显影胆囊管，再根据胆囊管走行旋转导丝慢慢通过 Heister 瓣，再沿导丝插入切开刀，如此反复直至导丝与切开刀完全通过胆囊管；若结石嵌顿，可稍加压造影通常可将嵌顿的结石冲开，方便导丝及切开刀插入，或用导丝轻推结石通常也可将结石推入胆囊，应避免暴力插入导丝或切开刀，以免胆囊管穿孔；如反复尝试失败应放弃 ETGS，改行 PTGBD 或 EUS-GBD；⑥更换与置入器械前应使导丝在胆囊底、体部盘绕 3 圈以上，防止更换器械时导丝移位，更换附件前应观察胆囊管是否已完全拉直，若未拉直或有襻，可轻柔来回拉动切开刀将胆囊管拉直；⑦若有 PTGBD 管，可先经 PTGBD 管造影，显影胆囊与胆囊管，有助于胆囊管超选。胆囊管穿孔是 ETGS 较为严重的并发症，因此在行胆囊管超选时动作应轻柔，避免暴力，少量多次注射对比剂，在对比剂的引导下插管。

　　ETGS 虽仅置入单根支架，但文献报道 ETGS 后支架通畅期最长达 1 233 天，且更换支架时支架虽已堵塞但并无胆囊炎症状。其原因可能与以下因素有关：①7F 塑料支架可起到"灯芯"样作用，即使支架腔完全堵塞，胆汁仍可沿支架周围自胆囊流入胆管与十二指肠；②支架引流后可使胆囊减压，防止胆囊胆汁过度充盈，从而防止胆囊过度膨胀和胆囊缺血导致胆囊炎发作；③防止结石嵌顿。

　　ETGS 除了适用于胆囊结石排石导致反复胆管炎发作者外，还可治疗急性胆囊炎或 PTGBD 术后不能拔管者，虽然胆囊管超选技术难度较大，但 ERCG 的成功率仍较高，且疗效佳，但仍需前瞻性随机对照研究明确 ERCG 及 ETGS 治疗急性胆囊炎、胆囊结石合并胆囊结石又存在手术高危患者的安全性与长期疗效，从而扩大胆囊支架的适应证。

【临床感悟】

- 内镜经乳头胆囊支架引流术是一种安全、可行的治疗结石性胆囊炎的有效手段，可以持续降低胆囊压力，缓解感染症状，延缓胆囊及胆管感染的发生，提高患者的生活质量，尤其适合外科手术风险较大的患者。

● 内镜下胆囊管超选导入在技术上具有较大的挑战性,需要内镜医师具备丰富的操作经验和与助手的协调配合才能完成。

(范婷婷　高道键)

【参考文献】

［1］ Edia P，Sharaiha RZ，Kumta NA，et al. Endoscopic gallbladder drainage compared with percutaneous drainage［J］. Gastrointest Endosc，2015,82(6):1031 - 1036.

［2］ 高道键,胡冰,叶馨,等.内镜下逆行胆囊管超选技术及胆囊塑料支架置入术在胆囊疾病中的初步应用［J］.中华消化内镜杂志,2017,34(4):238 - 242.

10

肝移植术后胆管吻合口狭窄
应用多根塑料支架治疗

【病史摘要】

患者,男性,55岁,因"肝移植术后6年,皮肤、巩膜黄染2周"于2015年3月31日收入我院。患者2009年因乙肝后肝硬化失代偿行全肝移植术,2周前出现皮肤发黄,尿色加深,伴皮肤瘙痒,无腹痛,无发热,MRI提示肝移植术后吻合口狭窄。门诊以"肝移植术后,吻合口狭窄"收入院。

【诊治过程】

查体发现皮肤、巩膜黄染,腹部可见手术瘢痕,其余无特殊。完善各项检查,Tbil 112 μmol/L, Dbil 99 μmol/L, AKP 1 024 μmol/L, γ-GT 654 μmol/L, CA19-9 68 U/ml。

于2015年4月2日接受第一次ERCP诊疗,术中发现:上消化道未见明显异常,造影发现吻合口位于胆总管上段,吻合口区域狭窄,长度约3 mm,口径约2 mm,局部胆管轻度扭曲,供体胆管轻度扩张,使用柱状气囊扩张狭窄段(6大气压维持1分钟)至10 mm,共置入5根7Fr塑料支架:2根7 cm双猪尾型支架至左侧肝内胆管,2根12 cm支架至右侧肝内胆管,1根10 cm支架至肝总管,末端均位于乳头外(图10-1),操过程顺利。术后患者黄疸迅速消退,无发热,好转出院。

患者支架在位期间无不适症状,2016年4月8日来院行第二次ERCP。透视下5根塑料支架在位,以圈套器依次拔除5根塑料支架,气囊清理出较多胆泥,造影提示吻合口长度约6 mm,局部口径6 mm,气囊通过狭窄段无明显阻力,肝内外胆管未见扩张(图10-2),考虑狭窄已缓解,不需再置入胆道支架,遂留置一根鼻胆管于左肝管,操作顺利,数天后拔除鼻胆管出院。术后随访2年,患者无发热、腹痛、黄疸,影像学未提示狭窄复发。

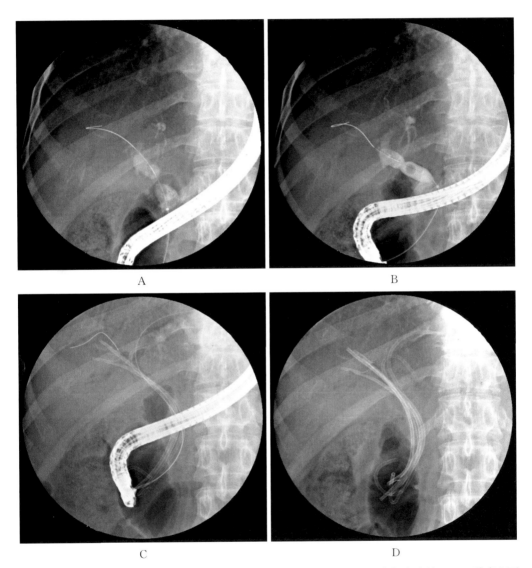

图 10-1 患者首次接受 ERCP 诊疗的情况。A. 造影见肝门胆管一环形狭窄,长度约 0.3 cm,狭窄上下段光滑,肝内胆管扩张;B. 柱状气囊扩张狭窄段,气囊中间可见一个明显的"腰";C. 显示置入多根塑料支架;D. 5 根塑料支架放置完毕。

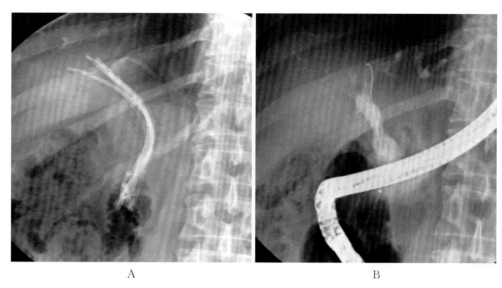

图 10-2 患者第 2 次接受 ERCP 诊疗的情况。A. 5 根支架均在位；B. 拔除支架并清理胆道后，气囊堵塞造影见胆管吻合口处局部口径约 0.6 cm，较前明显增宽。

【讨论】

这是一例肝移植术后吻合口狭窄的患者，肝移植术后 6 年出现胆管炎症状，经过狭窄段气囊充分扩张后，同时置入 5 根塑料支架，支架留置 1 年时间，取得了良好的治疗效果，随访 2 年无狭窄复发。

胆管狭窄是肝移植术后最常见的不良事件，发病率 4%～43%。肝移植术后胆管狭窄分为吻合口狭窄(anastomotic biliary stricture，ABS)和非吻合口狭窄(non-anastomotic biliary stricture，NABS)。ABS 发生在胆管吻合口，通常是单一位置狭窄，更常见于活体供体肝移植。经内镜和经皮介入方法均可用于治疗 ABS，治疗目标是消除狭窄，获得一个长期的胆道通畅。长期随访研究显示，ABS 的内镜治疗是安全、有效、微创和可重复的，因此，它已成为大多数情况下缓解 ABS 胆管梗阻的首选治疗。标准的内镜技术包括狭窄气囊或者探条扩张后多支架置入。需要用到气囊扩张或者探条扩张，在重度狭窄时通常需要使用柱状气囊扩张。但若狭窄发生在肝移植术后 1 个月以内，由于局部未完全愈合，一般不进行狭窄扩张，否则容易造成吻合口撕裂；1～3 个月，一般不使用柱状气囊暴力扩张；3 个月以后，可行柱状气囊扩张。若胆管狭窄伴有胆漏时也应避免激进扩张。扩张气囊循导丝到达狭窄段后应在 X 线监视下进行扩张，以实时监控扩张情况，同时应避免使用空气而应用稀释的对比剂进行扩张。当气囊压力达到目标压力时应保持 30～60 秒，或者狭窄的腰消失，然后即可逐一置入支架。目前有 2 种策略：一种是每 3 个月重复一次 ERCP，逐步增加支架的数量，共维持 12 个月；另一种是在一次 ERCP 操作过程中将狭窄段扩张至目标直径，然后置入尽可能多的支架，维持 12 个月。在欧美国家常常采用递增式方法，每 3～4 个月增加支架的数量，且一般放置大口径塑料支架,最常用的是 10F 塑料支架;在我国,一般采用一步到位法,即用柱状气囊将狭窄段扩张至目标直径后,放置尽可能多的小口径塑料支架,这样可以减少内镜干预的次数,同时因为多根小口径的塑料支架形成的截面更接近于圆形,与正常胆管截面更接近。回顾性研究表明,内镜下狭窄扩张后置入多根塑料支架狭窄缓解率达到 66.7％～100％。

NABS 的狭窄段多数位于肝门区域,距离吻合口至少 5 mm,常伴有多发的肝内或者肝外胆管狭窄,反复出现胆泥淤积或者铸型。迟发型 NABS(肝移植 1 年后出现)比早发型(肝移植 1 年内出现)更可能出现分支胆管狭窄。与 ABS 相比,NABS 往往与缺血相关,内镜治疗的效果较差。内镜治疗 NABS 更具有挑战性,尤其是迟发型,常需反复扩张狭窄段,支架留置时间更长,成功率更低(40％～81.8％),复发率更高,可能最终需要重新肝移植。

对于塑料支架的留置时间,目前尚无共识,笔者建议塑料支架留置时间应超过半年,最好能达到 1 年左右,这样狭窄的缓解率更高,复发率更低。

【临床感悟】

● 内镜介入治疗可以作为胆管良性狭窄首选的治疗手段,可在充分扩张狭窄段的基础上,同期植入多根塑料支架,并维持 6～12 个月以上,可以获得理想的长期疗效。

● 对于肝移植术后胆管吻合口狭窄(ABS),近期内(移植＜3 个月)不宜作过于激进的扩张,后期可在充分扩张后植入多根塑料支架,维持时间超过 6 个月,狭窄的缓解率较高。

(夏明星　胡　冰)

【参考文献】

[1] Chan CH，Donnellan F，Byrne MF，et al. Response to endoscopic therapy for biliary anastomotic strictures in deceased versus living donor liver transplantation [J]. Hepatobiliary Pancreat Dis Int，2013，12：488 - 93.

[2] Tabibian JH，Asham EH，Han S，et al. Endoscopic treatment of posторthotopic liver transplantation anastomotic biliary strictures with maximal stent therapy (with video) [J]. Gastrointest Endosc，2010，71：505 - 12.

[3] Kurita A，Kodama Y，Minami R，et al. Endoscopic stent placement above the intact sphincter of Oddi for biliary strictures after living donor liver transplantation [J]. J Gastroenterol，2013，48：1097 - 104.

[4] Hsieh TH，Mekeel KL，Crowell MD，et al. Endoscopic treatment of anastomotic biliary strictures after living donor liver transplantation：outcomes after maximal stent therapy [J]. Gastrointest Endosc，2013，77：47 - 54.

11

肝移植术后吻合口狭窄应用全覆膜金属支架治疗

【病史摘要】

患者,男性,45岁,因"肝移植术后1.5年,皮肤、巩膜发黄3周"于2008年6月21日收入我院。2006年12月因"肝硬化、肝癌"在我院行原位肝移植术。2008年6月初起出现皮肤发黄,尿色加深,伴皮肤瘙痒,无腹痛,无发热,MRI提示肝移植术后吻合口狭窄。以"肝移植术后,吻合口狭窄"入院。

【诊治过程】

患者入院后查体发现皮肤、巩膜黄染,腹部可见手术瘢痕,全腹无压痛及反跳痛,移动性浊音阴性。完善各项检查,Tbil 144 μmol/L,Dbil 120 μmol/L,AKP 984 μmol/L,γ-GT 569 μmol/L,CA19-9 98 U/ml。

完善各项检查后于2008年6月25日接受ERCP诊疗,术中发现,食管静脉未见明显曲张,造影后发现自体胆管无明显异常,吻合口位于肝总管,距离左、右肝管分叉约1.8 cm,吻合口狭窄,局部口径约2 mm,吻合口以上供体胆管轻度扩张。使用探条扩张胆管狭窄段后,使用柱状气囊扩张狭窄段(6 atm,3 min)至8 mm,置入一根10 mm×10 cm全覆膜金属支架,近端位于肝总管(吻合口以上1 cm左右),远端位于乳头外(图11-1),操作过程顺利,术后患者黄疸迅速消退,好转出院。

2009年5月起患者出现黄疸,总胆红素76 μmol/L,伴间断发热,术前腹部立位平片未见金属支架,考虑支架已移位脱落,于2009年5月15日安排第二次ERCP,操作中未见金属支架,胆管造影发现胆管吻合口仍有轻度狭窄,气囊扩张至口径6 mm左右,用球囊清理出少量胆泥,考虑狭窄段已有所改善,未留置支架,仅给予鼻胆管短期引流(图11-2)。术后患者好转出院。

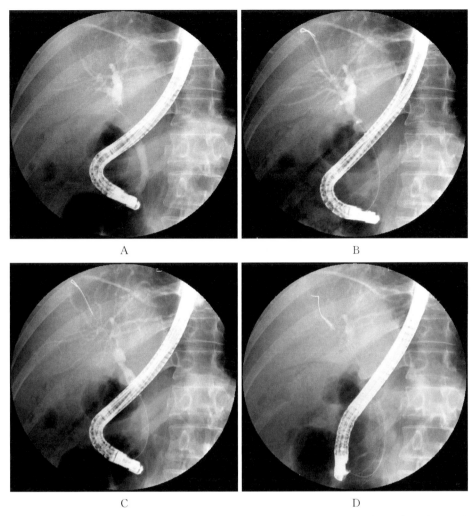

图 11-1 患者首次接受 ERCP 诊疗的情况。A、B. 显示吻合口环形狭窄,狭窄段位于肝总管,狭窄短、均匀、光滑;C. 显示气囊扩张情况,发现狭窄较硬,柱状气囊无法完全扩张;D. 显示留置一根全覆膜金属支架于胆管。

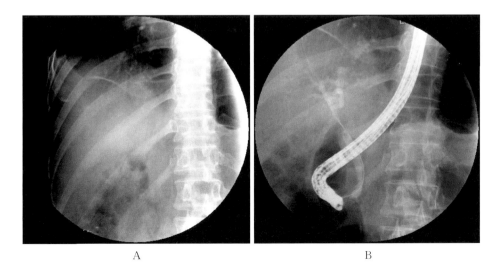

A   B

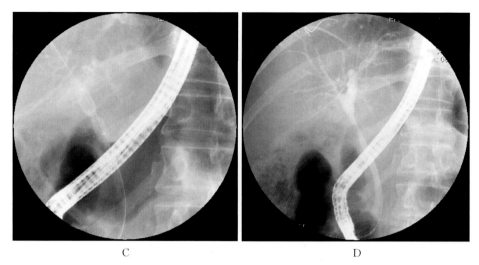

图 11-2 患者第二次接受 ERCP 诊疗的情况。A. 显示支架移位；B. 造影可见胆管吻合口仍有狭窄；C. 再次气囊扩张胆管狭窄段，可见气囊一个环形"腰"；D. 扩张后气囊堵塞造影显示狭窄有所缓解。

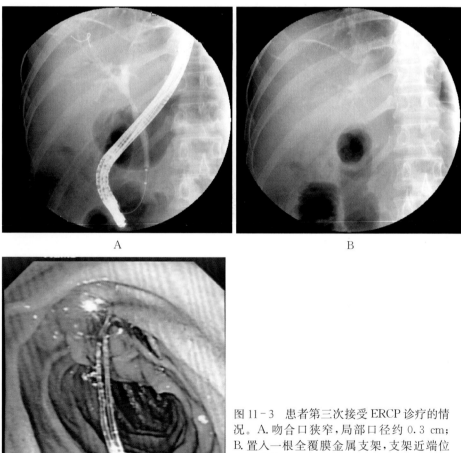

图 11-3 患者第三次接受 ERCP 诊疗的情况。A. 吻合口狭窄，局部口径约 0.3 cm；B. 置入一根全覆膜金属支架，支架近端位于肝总管分叉处，远端位于胆总管内；C. 支架回收线位于乳头外。

2009 年 8 月患者再次出现黄疸伴发热,总胆红素 61.4 μmol/L,于 2009 年 8 月 6 日进行了第三次 ERCP,造影显示吻合口局部口径约 3 mm,用球囊清理胆道后,再次置入一根 10 mm×4 cm 全覆膜金属支架,近端位于肝总管分叉下缘,远端位于胆总管内,支架回收线留在乳头外(图 11-3),术后患者黄疸消退出院。

2010 年 1 月,患者支架支撑已半年,为拔除金属支架来院行第四次 ERCP。透视下金属支架在位,扩张良好,支架回收线位于乳头外,以异物钳顺利拔除支架,气囊清理出少量胆泥,气囊造影发现吻合口狭窄已经完全缓解,气囊通过狭窄段无阻力,肝内外胆管未见明显异常,留置一根鼻胆管(图 11-4),操作顺利,数天后拔除鼻胆管顺利出院。随访 3 年时间,患者肝功能基本正常,未再出现发热、黄疸、腹痛等症状。

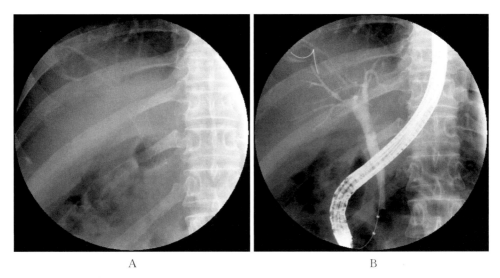

图 11-4　患者第四次接受 ERCP 诊疗的情况。A. 定位片可见一根覆膜金属支架在位,支架已完全张开;B. 拔除支架后胆管造影可见吻合口狭窄完全缓解。

【讨论】

这是一例全肝移植的患者,肝移植术后 1.5 年出现胆管吻合口狭窄(anastomotic biliary stricture,ABS)伴黄疸,第一次 ERCP 置入一根全覆膜金属支架,但是由于支架过早移位脱落,狭窄段未能完全扩张;再次置入 1 根全覆膜金属支架,维持半年左右时间后患者胆管狭窄完全缓解,取得了良好的疗效,随访 3 年狭窄无复发。

良性胆管狭窄的标准治疗方案是实施狭窄段重复扩张后放置多根塑料支架,持续支撑 6～12 个月,以达到消除狭窄的目的。近年来,全覆膜金属支架逐渐应用于 ABS 等良性狭窄的治疗。一个小样本、前瞻性、随机对照试验显示,全覆膜金属支架治疗 ABS 有着与多塑料支架类似的狭窄缓解率,但是所需要的 ERCP 操作次数较少。尽管覆膜金属支架费用比塑料支架更贵,但是放置一根金属支架可达到 10 mm 的治疗直径,并且在技术上比放置多根塑料支架更容易。一项针对肝移植术后胆管狭窄的随机试验比较全覆膜金属支架和多塑料支架的疗效,发现全覆膜金属支架组有较高的成功率(81%～92% *vs* 76%～90%),更短的支架留置时间(3.8个月 *vs.* 10.1个月),更少的 ERCP 干预次数(2 *vs.* 4.5),更低的不良事件发生率(10% *vs.* 50%)及更低的医疗费用,近期的一项多中心 RCT 研究也得出了类似的结论。但并不是所有的吻合口狭窄均适合使用全覆膜金属支架,通常只有当狭窄距离左右肝管分叉处 2 cm 以上才适合使用全覆膜金属支架。若狭窄距离分叉处小于 2 cm,不断膨胀的金属支架容易向远端移位而不能对狭窄段进行有效的支撑。本例患者的狭窄部位较高,距离肝门部分叉不足 2 cm,第一根支架在狭窄上方留置过短,下端留在乳头外,致使支架轻易下滑脱落,未能起到足够的支撑扩张作用。第二次我们植入了一根 4 cm 长的短支架,完全置于胆管内,狭窄上下的支架长度较为平衡,降低了支架移位的风险,留置乳头外的回收线有利于支架的取出。

全覆膜金属支架留置多长时间比较合适,目前尚未一致的意见。最近发表的研究结果表明,肝移植术后胆管吻合口狭窄放置全覆膜金属支架 6 个月左右基本足够,多数可以完全解除狭窄,复发率较低。但对于手术损伤造成的胆管狭窄和慢性胰腺炎引起的胆总管狭窄,可能支架支撑的时间需要更长。但笔者认为一般不宜超过一年,因为时间过长,支架覆膜可能受腐蚀破损,胆管上皮组织增生长入支架网眼,则支架无法顺利取出。国外有学者建议每半年进行一次评估,必要的话更换新的支架。

覆膜金属支架发生移位是影响其疗效的重要原因,这与支架在持续支撑狭窄时两端的受力不均衡有关。应该在狭窄上方留置尽可能长的支架(最好能有 2 cm 长),这样可以减少支架向下滑落,对于狭窄位置较高,距离分叉处不足 2 cm 的病例,放置覆膜金属支架需要慎重,此时采用短支架完全留置在胆管内可能有助于减少移位发生。目前国际上也有带防滑倒刺的覆膜金属支架,但其功效还有待更多临床观察来证实。对于狭窄距离肝门部分叉过近的病例,还是建议采用多根塑料支架的方式进行治疗。

【临床感悟】- -

● 采用全覆膜金属支架治疗胆管良性狭窄,具有操作相对简便、内镜干预次数少和狭窄扩张效果佳等优点,特别适合中、低位肝外胆管局限性狭窄的治疗。

● 支架发生移位是影响治疗效果的重要原因,需要开展更多的探索以降低支架移位的风险。

(夏明星　胡　冰)

【附】胆管良性狭窄内镜处理的亚太共识意见

总则

1. 良性胆管狭窄的病因众多,最常见的是外科术后胆管损伤与慢性炎性狭窄。(证据等级:2++,推荐等级:B)

2. 良性胆管狭窄的诊断需慎重结合病史、断层影像学与内镜检查结果进行综合判断,建议通过胆管细胞学检查、活检及长期临床随访进行确诊。(证据等级:1+,推荐等级:A)

3. ERCP 术前有必要行非侵入性影像学检查(如 MRCP 和/或多排螺旋 CT),这些检查可在 ERCP 术前提供有用的诊疗路径并有助于制定诊疗计划。(证据等级:1++,推荐等级:A)

4. 在内镜能到达十二指肠主乳头的前提下,ERCP 是治疗大多数良性胆管狭窄的一线选择。(证据等级:2++,推荐等级:B)

5. 术前预防性抗生素治疗应有选择地用于部分患者,例如复杂肝门部胆管狭窄、肝移植术后和原发性硬化性胆管炎患者。(证据等级:1++,推荐等级:A)

6. 以导丝超选并通过胆管狭窄需要内镜操作医师及其助手具备一定的操作技巧并选用合适的导管与导丝。(证据等级:4,推荐等级:D)

7. 在处理严重的良性胆管狭窄时常需要以柱状气囊或探条行逐级递增式扩张,但在胆管外科术后早期阶段行扩张需极其谨慎。(证据等级:4,推荐等级:D)

8. 良性胆管狭窄单行柱状气囊扩张而不行后续支架置入极易发生狭窄复发。(证据等级:1++,推荐等级:A)

9. 并列置入多根塑料支架最长至 1 年,目前已成为大多数良性胆管狭窄的标准治疗策略,可以一次性置入最多数量的塑料支架,也可以多次操作并逐次递增置入的支架数。(证据等级:1++,推荐等级:A)

10. 不覆膜的自膨式胆管金属支架不应被用于治疗良性或性质尚不确定的胆管狭窄者。(证据等级:4,推荐等级:D)

11. 在良性胆管狭窄(例如肝移植术后胆管吻合口狭窄)的治疗中,置入全覆膜自膨式金属支架与置入多根塑料支架相比疗效相似,但所需治疗次数更少,支架留置时间更短。(证据等级:1++,推荐等级:A)

12. 为提高全覆膜金属支架治疗的疗效,应尽可能采取措施预防支架移位(证据等级:2++,推荐等级:B)

13. 在胃肠改道术后、内镜无法到达十二指肠乳头及 ERCP 失败后,采用经皮胆管穿刺"对接"技术可能是有用的方法。(证据等级:2++,推荐等级:B)

14. 因胆管完全截断或被结扎而 ERCP 治疗失败的部分病例中,外科手术是一种有效的治疗选择。(证据等级:2++,推荐等级:B)

15. 一些新兴技术(例如磁铁胆管压迫再通术、胆管内双极射频消融术及胆管内生物可降解支架置入术)在部分经传统内镜与经皮介入治疗未成功的患者中可能具有潜在的应用价值。(证据等级:3,推荐等级:D)

常见原因所致的良性胆管狭窄

16. 对肝移植胆管吻合口狭窄与局灶性非吻合口狭窄的患者而言,ERCP 是一线的治疗方法。尽早采取内镜下介入治疗效果更佳。(证据等级:1+,推荐等级:A)

17. 内镜下胆管支架置入术是外科术后胆管狭窄的有效治疗方法,远期疗效满意且与外科修复的疗效具有可比性。(证据等级:2+,推荐等级:C)

18. 采用全覆膜自膨式金属支架治疗慢性胰腺炎所致的良性胆管狭窄可获得较好的狭窄缓解率。(证据等级:1++,推荐等级:A)

19. 在原发性硬化性胆管炎患者中,对良性胆管狭窄与胆管癌进行鉴别诊断极为重要且具有挑战性。(证据等级:2++,推荐等级:B)

20. 对有症状的且存在胆管主要节段狭窄的原发性硬化性胆管炎患者,建议行 ERCP 胆管狭窄柱状气囊或探条扩张治疗,也可同时行短期支架置入治疗。(证据等级:2++,推荐等级:B)

21. 对 IgG4 相关性胆管狭窄患者,ERCP 胆管支架置入术可能是非必须的,除非出现严重的梗阻性

黄疸或急性胆管炎。(证据等级:2+,推荐等级:C)

22. 在有经验的医生中,采用气囊小肠镜辅助的 ERCP 术在治疗外科胃肠改道术后的良性胆管狭窄方面具有可接受的治疗成功率与并发症发生率。(证据等级:1++,推荐等级:A)

【参考文献】

[1] Kaffes A, Griffin S, Vaughan R, et al. A randomized trial of a fully covered self-expandable metallic stent versus plastic stents in anastomotic biliary strictures after liver transplantation [J]. Therap Adv Gastroenterol, 2014,7:64 - 71.

[2] Cote GA, Slivka A, Tarnasky P, et al. Effect of covered metallic stents compared with plastic stents on benign biliary stricture resolution: A randomized clinical trial [J]. JAMA, 2016,315:1250 - 1257.

[3] Hu B, Leung J W, Gao D J, et al. Management of benign biliary strictures with a novel retrievable self-expandable metal stent [J]. Journal of Digestive Diseases, 2014,15(2):146 - 153

[4] Park do H, Lee SS, Lee TH, et al. Anchoring flap versus flared end, fully covered self-expandable metal stents to prevent migration in patients with benign biliary strictures: a multicenter, prospective, comparative pilot study (with videos) [J]. Gastrointest Endosc, 2011,73:64 - 70.

[5] Bing Hu, Bo Sun, Qiang Cai, et al. Asia-Pacific consensus guidelines for endoscopic management of benign biliary strictures [J]. Gastrointestinal Endoscopy, 2017,86(1):44 - 58

12

顽固良性胆道狭窄的射频消融治疗

【病史摘要】

患者男性,30岁,因"胆道手术后1.5年,皮肤及巩膜黄染2周"于2011年4月26日收入我科。患者2009年9月因"胆囊结石"在外院行"胆囊切除及胆道探查术",入院前2周无明显诱因出现皮肤及巩膜黄染,伴尿黄及皮肤瘙痒,无腹痛、发热等其他症状。我院门诊行肝脏CT增强提示"肝门部胆管狭窄,肝内胆管扩张"。实验室检查:Tbil 40.5 μmol/L, Dbil 31.5 μmol/L, CA199 5.2 U/ml, CEA 1.3 μg/L, AFP 1.6 μg/L。

【诊治过程】

患者查体发现皮肤、巩膜轻度黄染,腹部见粗大手术瘢痕,无其他特殊发现。完善各项检查,Tbil 27.8 μmol/L, Dbil 20.3 μmol/L, GPT 74.6 U/L, AKP 428 U/L, γ-GT 1 363 U/L。鉴于患者年纪较轻,既往有胆囊切除术史,故考虑手术损伤引起良性胆道狭窄可能性大,于2011年4月28日行ERCP术,术中透视下肝门区可见一金属钛夹,紧邻钛夹处的肝门部胆管可见环形狭窄,长度约0.3 cm,距离左、右肝管分叉约1.5 cm,狭窄段上、下胆管壁光滑,走形自然,肝内胆管明显扩张。用扩张探条及柱状气囊扩张至8 mm,跨越狭窄段留置一根10 mm×40 mm覆膜可回收金属支架,回收线留在乳头外(图12-1)。操作过程顺利,患者术后恢复尚可,按期出院。

支架置入后4个月开始,患者频繁出现皮肤及巩膜黄染,伴寒战发热,经抗炎治疗可缓解,但反复发作,遂于2011年12月再次入院。实验室检查:Tbil 108.2 μmol/L, Dbil 84.4 μmol/L, GPT 129.1 U/L, AKP 306 U/L, γ-GT 684.2 U/L, CA199 105.5 U/ml。于2011年12月12日再次接受ERCP治疗,腹部摄片发现金属支架向胆管远端移位,支架近端位于钛夹水平,考虑支架已移位至狭窄段以下。内镜下顺利取出金属支架,胆管造影显示肝总管处仍可见狭窄,长度约0.8 cm,局部口径约0.2 cm,狭窄段上、下胆管壁光滑,肝内胆管轻度扩张,考虑患者系瘢痕体质,胆管局部狭窄段有延长趋势,遂插入射频电极在狭窄段胆管行射频消

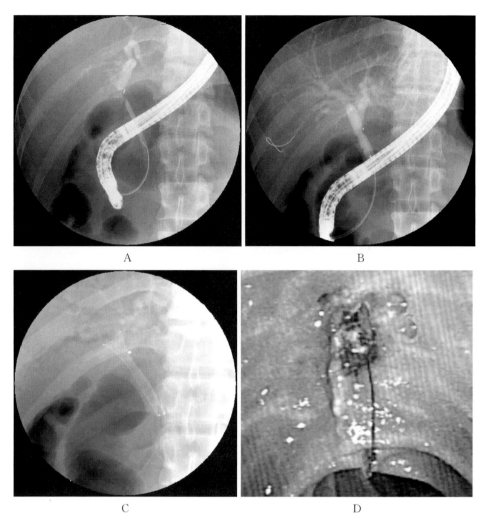

图 12-1　第 1 次 ERCP 手术。A. 肝门部胆管可见一局限性狭窄,紧邻狭窄处可见一金属钛夹;B. 用柱状气囊扩张狭窄段;C. 留置一根 10 mm×40 mm 全覆膜可回收金属支架于肝门胆管,支架近端位于肝门胆管分叉处下方,远端位于胆总管中段;D. 乳头口可见支架回收线。

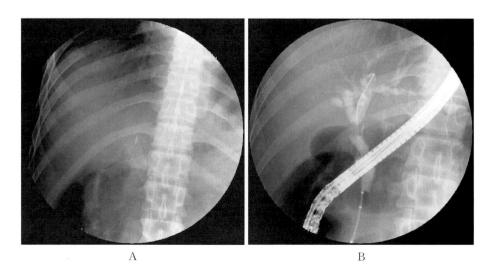

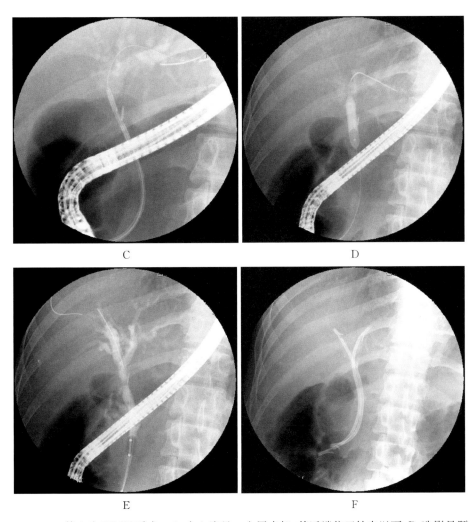

图12-2 第2次ERCP手术。A.右上腹见一金属支架,其近端位于钛夹以下;B.造影见肝总管处可见一环形狭窄,长约0.8 cm,局部口径约2 mm,狭窄段光滑;C.射频消融导管消融狭窄段;D.用柱状气囊扩张狭窄段至8 mm;E.球囊堵塞造影可见狭窄段明显缓解,局部口径约6 mm,狭窄段胆管壁光滑;F.留置2根塑料支架于左、右肝管。

融治疗(输出功率8 W,持续60秒)。然后用柱状气囊扩张狭窄段,再次造影显示狭窄段明显改观,留置2根8.5F-12 cm塑料支架分别于左、右肝内胆管(图12-2)。患者恢复良好,黄疸迅速消退出院。

患者出院后无明显不适,于2012年2月20日来院拔除2根塑料支架,胆管造影显示狭窄区域已显著改善(图12-3),未再继续放置支架,随访至今已5年余,无明显不适,肝功能检查基本正常。

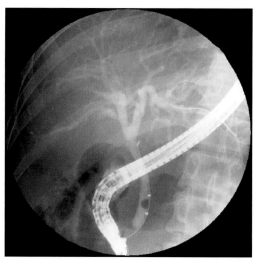

图 12-3 患者拔除支架后造影显示胆管狭窄段
已明显改善。

【讨论】

这是一例应用射频消融技术（radiofrequency ablation，RFA）治疗顽固良性胆道狭窄（benign biliary stricture，BBS）的病例报道。该患者胆道狭窄考虑胆囊切除术中损伤所致，患者系瘢痕体质，腹壁瘢痕粗大，胆管狭窄处较为坚硬，虽经内镜下放置胆道支架治疗，但无明显改善，并有延长的趋势，遂给予狭窄部位射频消融治疗，消融后狭窄较前明显缓解，经支架短期支撑后，最终成功摆脱了支架。

胆道良性狭窄指非肿瘤原因所致的胆管管腔狭小，胆汁引流不畅或受阻，导致梗阻性黄疸或胆道感染，狭窄长期存在将引起胆管结石形成、胆汁性肝硬化等结果。临床上导致良性胆道狭窄的病因较多，但大部分是由胆道手术（胆囊切除术、胆管手术、肝移植术等）、慢性胰腺炎和慢性胆道疾病（原发性或继发性硬化性胆管炎）引起。主要病理过程是纤维组织增生及瘢痕形成。

良性胆道狭窄的治疗目标是通过手术或非手术方法消除狭窄，使胆道再通，其中非手术方法包括内镜下干预和经皮放射介入两种方法。长期的随访观察研究显示良性胆道狭窄的内镜治疗相对于手术和经皮干预方法更加安全、有效和低创伤。2017 年亚太良性胆道狭窄的内镜管理共识指南中指出，经内镜逆行胰胆管造影（ERCP）是目前治疗大部分良性胆道狭窄的一线方案。指南推荐使用放置多根塑料支架或全覆膜金属支架来达到消除狭窄的目的，禁忌使用裸金属支架。

尽管 ERCP 术可以使大多数良性胆道狭窄得到缓解，但少数顽固性狭窄患者瘢痕组织僵硬，影响扩张和支架的效果，仍有 10%～40%无法缓解，狭窄的复发率达 10%～30%。射频消融治疗技术以往仅用于恶性肿瘤的治疗。我们大胆尝试将射频消融技术应用于少数难治性良性胆道狭窄的治疗,并取得了较好的治疗效果,通过射频探头输出的热能部分破坏或软化狭窄处的纤维瘢痕组织,提高后续胆道扩张及支架支撑的效果,从而提高了胆道狭窄的缓解率,效果可谓是立竿见影,无严重并发症。射频消融治疗为瘢痕严重、前期治疗不理想的难治性良性胆道狭窄的病例开拓了新的治疗途径。需要注意的是目前可以应用的射频电极是为肿瘤治疗设计的,射频工作段往往较长,一般良性狭窄段在应用时应格外小心,设置的参数也应低于恶性狭窄的消融,以免对正常胆管区域造成新的损伤。

【临床感悟】

● 对于严重瘢痕造成的顽固性胆管良性狭窄,在常规治疗效果不佳时,可以尝试应用射频消融技术破坏/软化局部瘢痕,提高治疗的效果;但应严格掌握能量设置,以免对胆管造成新的损伤。

(邢 铃 胡 冰)

【参考文献】

[1] Kuroda Y,Tsuyuguchi T,Sakai Y,et al. Long-term follow-up evaluation for more than 10 years after endoscopic treatment for postoperative bile duct strictures [J]. Surg Endosc,2010,24:834-840.

[2] Hu B,Sun B,Cai Q,et al. Asia—Pacific Consensus Guidelines for Endoscopic Management of Benign Biliary Strictures [J]. Gastrointestinal Endoscopy,2017(印刷过程中).

[3] Costamagna G,Familiari P,Tringali A,et al. Multidisciplinary approach to benign biliary strictures [J]. Curr Treat Options Gastroenterol,2007,10:90-101.

[4] Chan CHY,Telford JJ. Endoscopic management of benign biliary strictures. Gastrointest [J]. Endosc. Clin N Am,2012,22:511-37.

[5] Zepeda-Gómez S,Baron TH. Benign biliary strictures:Current endoscopic management [J]. Nat Rev Gastroenterol Hepatol,2011,8:573-581.

[6] Hu B,Gao DJ,Wu J,et al. Intraductal radiofrequency ablation for refractory benign biliary stricture: Pilot feasibility study [J]. Digestive Endoscopy,2014,26:581-585.

13

小肠镜辅助下 ERCP

【病史摘要】- -

患者,男性,42 岁,于 2013 年 6 月因"胆总管囊肿"于当地医院行胆管囊肿切除及胆肠 Roux-en-Y 吻合术。2014 年 6 月开始间断出现发热,最高 39.7 ℃,无皮肤及巩膜黄染、腹痛、恶心、呕吐等不适,均予以对症消炎治疗后缓解,未行特殊检查及治疗。2016 年 12 月下旬患者开始出现频繁发热,伴有皮肤、巩膜黄染;当地医院 MRI 检查提示:肝内胆管结石(图 13-1)。遂至我院就诊。

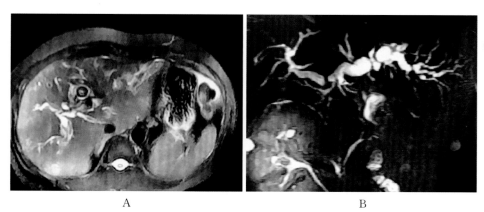

A   B

图 13-1 MRI 提示位于肝内胆管结石,慢性胆管炎。

【诊治过程】- -

完善各项检查,血常规:WBC 3.06×10^9/L, Hb 116 g/L, PLT 257×10^9/L。肝功能: Tbil 58.9 μmol/L, Dbil 39.9 μmol/L, AKP 647 μmol/L, γ-GT 945 μmol/L。肾功能及凝血功能正常。结合患者既往病史及 MRI 表现,诊断为:肝内胆管结石;胆肠吻合口狭窄;肝外胆管部分切除,胆肠 Roux-en-Y 吻合术后。

　　查无特殊禁忌后,于 2017 年 2 月 7 日在静脉麻醉下行单气囊小肠镜辅助 ERCP 治疗。内镜首先到达肠肠吻合口(图 13 - 2A、B),循输入襻到达胆肠吻合口,可见吻合口存在狭窄,少量黄色胆汁流出(图 13 - 2C),经吻合口注射对比剂显示:肝内胆管轻度扩张,最大径约 6 mm,其内可见多枚类圆形充盈缺损影,最大约 6～7 mm(图 13 - 2D)。采用柱状气囊扩张胆肠吻合口至 10 mm,扩张后胆肠吻合口明显增大(图 13 - 2E～G);应用取石网篮及取石球囊逐一取出结石及胆泥,球囊堵塞造影肝内胆管未见残余结石(图 13 - 2H～J),并留置鼻胆管于肝内胆管(图 13 - 2K)。

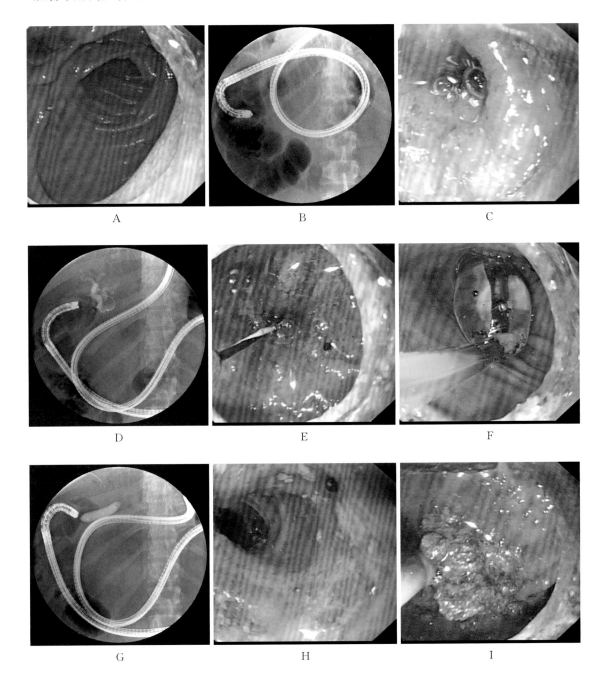

A

B

C

D

E

F

G

H

I

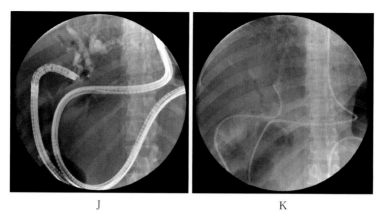

J   K

图 13-2   小肠镜辅助 ERCP 治疗过程：内镜到达肠-肠吻合口（A、B）；内镜到达胆肠吻合口（C）；造影显示胆肠吻合口狭窄，肝内胆管见多发充盈缺损影（D）；留置导丝于胆管内，柱状气囊扩张狭窄段（E～G）；胆肠吻合口较前增大（H）；球囊取出大量结石（I、J）；留置鼻胆管于肝内胆管（K）。

术后患者无发热、腹痛等不适，次日开始恢复饮食，术后第 3 天拔除鼻胆管后出院。

【讨论】

外科手术后的消化道重建，包括毕Ⅱ式胃大部切除术、胰十二指肠切除术、Roux-en-Y 胃旁路术、Roux-en-Y 胆管空肠吻合术等。对于上消化道术后合并胆胰疾病患者，由于存在输入及输出襻辨别困难，输入襻过长内镜无法到达，屈氏韧带处成角使内镜通过困难，乳头位置与角度发生改变，插管难度增大，传统 ERCP 操作成功率较低，大部分患者往往需要再次外科干预。

近年来，随着小肠镜技术的发展，小肠镜辅助 ERCP 也应运而生。目前临床采用的小肠镜主要包括 3 种类型：双气囊小肠镜（DBE）、单气囊小肠镜（SBE）、螺旋式小肠镜（SE）。

Haruta 等于 2005 年首次报道了 DBE 辅助 ERCP，成功治疗 1 例肝移植术后胆肠吻合口狭窄患者；Skinner 等对消化道重建术后行 ERCP 治疗研究，进行了荟萃分析，其中 DBE-ERCP 进镜成功率及治疗成功率分别为 89% 和 93%。由于 DBE 需要控制 2 个气囊，且头端气囊对内镜视野有一定影响，SBE 相对操作更加简单，且内镜头端弯曲范围及视野更佳；Dellon 和 Hoi 于 2009 年首次先后报道采用 SBE 辅助下 ERCP 治疗消化道术后患者，临床成功率分别为 67% 和 83%。后 SBE 被逐渐用于胃肠改道术后的 ERCP 治疗。Michael 等比较 DBE 和 SBE 辅助 ERCP 成功率，研究显示两种方法成功率大致相当。

螺旋式小肠镜是一种新型的具有螺旋外套管辅助内镜设备，采用螺旋技术将小肠管壁逐步套叠并固定于外套管，使内镜能迅速前行到达小肠远端。Hedge 等于 2009 年首次报道螺旋式小肠镜辅助的 ERCP 治疗胃肠改道术后胆道疾病患者。Wagh 等报道了 13 例胃肠改道后患者行螺旋式小肠镜辅助 ERCP 治疗，到达乳头成功率、插管成功率、治疗成功率分别为 77%、67% 和 69%。Shah 等开展的一项多中心研究，报道了 129 例胃肠改道术后患者行 ERCP 治疗,其中使用 DBE、SBE、SE 的 ERCP 成功率分别为 63%、60%、65%,3 种方法无显著差别。

　　Roux-en-Y 术式(食管空肠、胃肠、胆肠)是操作难度最大的一类(图 13-3),主要困难之处在于:①内镜达到肠肠吻合口后,寻找输入襻肠腔容易迷路,一般可通过透视下内镜走行方向或肠黏膜下标记(对比剂或亚甲蓝)来协助判断。②胆肠 Roux-en-Y 术后患者,输入襻长度较长及肠襻成角多,特别是肠肠吻合口处的输入襻角度较大(减少食物进入输入襻,降低胆道反流及逆行感染风险),但往往因成角过大,内镜无法进入输入襻,导致内镜下治疗失败。Park. CH 等报道内镜头端附加透明帽法,在 10 例 Billroth Ⅱ 术后患者,插至输入襻盲端及选择性插管成功率达到 100%。Trindade 等报道了 56 例 Roux-en-Y 术后患者,行透明帽辅助的小肠镜 ERCP,到达胆肠吻合口或乳头的成功率达到 78.6%。

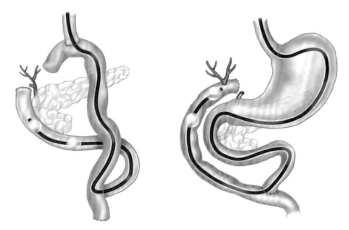

图 13-3　双气囊小肠镜辅助 ERCP 示意图。

[引用自 Tsou YK, et al. Scand J Gastroenterol, 2016, 51(1):95-102]

　　本例患者行小肠镜 ERCP 时,也采用了透明帽辅助的方法,与以往操作未采用透明帽相比,内镜通过输入襻成角时视野明显改善,透明帽能够协助拨开黏膜褶皱,且提供一定的视野空间,便于调整内镜角度来寻找肠腔。

　　随着内镜设备及各种技术改良,使得胃肠改道术后患者行 ERCP 治疗的成功率逐渐提高,许多"不可能"也变得可能。腹腔镜/手术辅助 ERCP 优势在于对内镜操作要求不高,操作时间短,成功率相对较高,但不足在于需要承受手术的创伤与风险。近年来,EUS 辅助 ERCP 得以迅速发展,已成为胃肠改道术后患者治疗的新趋势,但要求操作医师对于 EUS 及 ERCP 均能够熟练掌握,技术要求高,且存在一定操作并发症,更多用于恶性疾病患者治疗。小肠镜辅助 ERCP 操作优势在于费用及并发症相对较低,但往往操作耗费时间较长,成功率相对较低,此外缺乏与小肠镜配套的 ERCP 器械。相信随着操作技术的提高,适合 ERCP 需求的专用小肠镜及其器械的开发,小肠镜辅助的 ERCP 技术将在消化道重建术后患者中发挥越来越大的作用。

【临床感悟】- -

● 对于胃肠改道术后胆胰疾病患者,小肠镜辅助 ERCP 是一种可供选择的安全有效的治疗方案。

● 内镜前端附加透明帽可以增加内镜的到位率,提高操作成功率。

（吴　军　胡　冰）

【参考文献】- -

［1］ Haruta H，Yamamoto H，Mizuta K，et al. A case of successful enteroscopic balloon dilation for late anastomotic stricture of choledochojejunostomy after living donor liver transplantation ［J］. Liver Transpl，2005，11(12)：1608 - 1610.

［2］ Skinner M，Popa D，Neumann H，et al. ERCP with the overtube-assisted enteroscopy technique：a systematic review ［J］. Endoscopy，2014，46：560 - 572.

［3］ Dellon ES，Kohn GP，Morgan DR，Grimm IS. Endoscopic retrograde cholangiopancreatography with single-balloon enteroscopy is feasible in patients with a prior Roux-en-Y anastomosis ［J］. Dig Dis Sci，2009，54：1798 - 1803.

［4］ De Koning M，Moreels TG. Comparison of double-balloon and single-balloon enteroscope for therapeutic endoscopic retrograde cholangiography after Roux-en-Y small bowel surgery ［J］. BMC Gastroenterol，2016，16(1)：98.

［5］ Wagh MS，Draganov PV. Prospective evaluation of spiral overtube-assisted ERCP in patients with surgically altered anatomy ［J］. Gastrointest Endosc，2012，76(2)：439 - 443.

［6］ Shah RJ，Smolkin M，Yen R，et al. A multicenter, U. S. experience of singleballoon, double-balloon, and rotational overtube-assisted enteroscopy ERCP in patients with surgically altered pancreaticobiliary anatomy. Gastrointest Endosc，2013，77(4)：593 - 600.

［7］ Tsou YK，Lee MS，Chen KF. Double-balloon enteroscopy-assisted endoscopic retrograde cholangiography for Roux-en-Y reconstruction patients with papilla of Vater or bilioenteric anastomosis. Scand J Gastroenterol，2016，51(1)：95 - 102.

［8］ Park CH，Lee WS，Joo YE，et al. Cap-assisted ERCP in patients with a Billroth Ⅱ gastrectomy. Gastrointest Endosc，2007，66(3)：612 - 615.

［9］ Trindade AJ，Mella JM，Slattery E，et al. Use of a cap in single-balloon enteroscopy-assisted endoscopic retrograde cholangiography. Endoscopy，2015，47(5)：453 - 456.

14

胆管癌支架置入后再梗阻的处理

【病史摘要】

男性患者,68 岁,因"ERCP 术后 4 个月余,皮肤、巩膜黄染 10 天"于 2013 年 1 月 28 日入院治疗。患者于入院前 4 个月因"梗阻性黄疸,胰头癌"在我科住院,行 ERCP 在胆总管下段植入一根裸金属支架,术后恢复良好,黄疸消退。此次入院前 10 天再次出现皮肤、巩膜黄染伴尿色加深,无腹痛、腹胀,无恶心、呕吐,无畏寒、发热,无皮肤瘙痒。

【诊治过程】

入院查体:皮肤、巩膜轻度黄染,余无阳性体征。实验室检查:WBC 12.75×10^9/L, Hb 94 g/L, Plt 456×10^9/L, N 73%; Tbil 39.3 μmol/L, Dbil 31.7 μmol/L, TBA 14.6 μmol/L, ALB 36.8 g/L, γ-GT 978 U/L, AKP 476 U/L; CA19-94 15.8 U/ml。于 2013 年 1 月 30 日再次行 ERCP 术,术中见金属支架在位,膨胀良好,支架口可见组织增生,胆总管下段支架腔内梗阻,梗阻段长约 1.2 cm,考虑肿瘤组织长入造成支架阻塞,狭窄以上肝外胆管明显扩张,循导丝插入胆管内射频消融电极,从近端至远端依次分段进行消融(输出功率 10 W,共烧灼 6 分钟,总能量 3 kJ),随后用球囊取出少量坏死组织碎屑,充盈球囊通过原狭窄区域顺畅,再次造影胆总管下段支架腔内狭窄段已再通,局部口径约 0.5 cm,支架开口处亦见管腔增大,胆汁流出通畅(图 14 - 1),未再植入新的支架。患者术后病情平稳,恢复良好。2013 年 2 月 2 日复查:WBC 8.49×10^9/L, Tbil 21.0 μmol/L, Dbil 18.0 μmol/L, γ-GT 679 U/L, AKP 365 U/L。按期出院。

【讨论】

恶性胆道梗阻其起病隐匿,多数患者因黄疸就诊,往往已属于晚期而丧失根治性切除机会。胆道内引流技术特别是金属支架的应用有效地降低了黄疸,改善了肝功能,缓解了临床

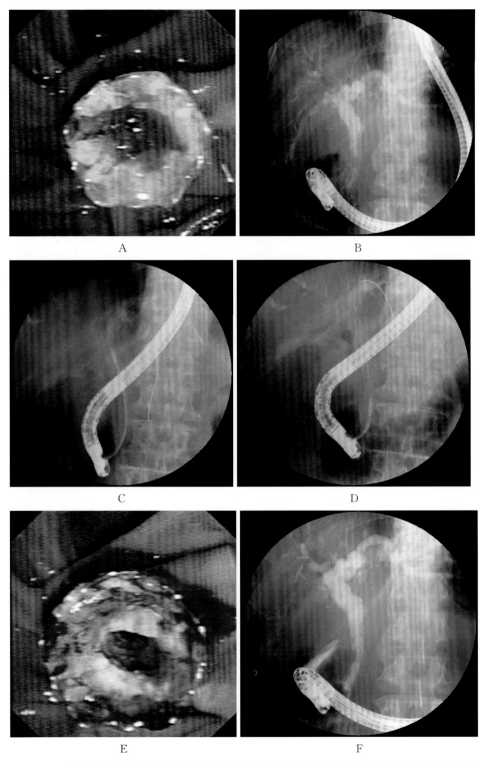

图 14-1　A. 内镜下可见新生组织长入支架腔内；B. 造影见支架腔内狭窄，其中段截断，长度约 1.2 cm，狭窄以上肝外胆管明显扩张；C、D. 用射频消融电极从近端至远端依次行消融；E. RFA 治疗后内镜下可见支架开口开放，胆汁流出通畅；F. 再次堵塞造影示支架腔内狭窄较前缓解，支架再通。

症状,自膨式金属支架的置入已成为标准的治疗方法。但其为一种姑息治疗,并没有针对肿瘤病灶进行直接而有效的处理,可能发生肿瘤组织经支架网眼向内浸润性生长,胆管上皮组织也会增生,以及胆泥的沉积等原因,可导致约50%的胆道支架置入患者在6个月左右会发生再梗阻。对于金属支架阻塞的处理,以往多采用在原支架腔内重新放置塑料或金属支架,以维持胆道引流,然而支架置入后仍会面临短期内堵塞和移位等情况,通畅期十分有限。

射频消融术是通过电极发出高频电波,激发组织中的带电离子高速振荡撞击而产生热能,使局部组织脱水气化,凝固坏死,阻止肿瘤的生长和转移。在放置胆道支架之前或肿瘤侵入支架内以后,射频消融术通过热能效应使肿瘤坏死,减小瘤体,达到延长支架通畅期或使堵塞支架再通的目的,从而减少内镜干预次数、改善患者生活质量。

笔者单位最近回顾性分析了39例胆管远端恶性狭窄接受金属支架治疗后发生支架阻塞的处理,其中17例采用RFA治疗,22例采用植入第2根支架,中位随访9.5个月,90天的支架通畅率分别为76.4%和36.3%($P=0.013$),中位支架有效时间分别为152天与82天($P=0.024$),表明采用射频消融技术使支架再通可以获得更长的支架通畅期。ERCP下胆道内射频消融术的诞生,为控制胆道肿瘤的发展、提高胆管引流的效果、延长生存期提供了新的治疗手段。

【临床感悟】

对于金属胆道支架植入后由于肿瘤浸润生长引起的支架阻塞,采用腔内射频消融技术有望获得较长的支架再通,是安全、有效的新手段。

（王唯一　胡　冰）

【参考文献】

［1］ Liu XF，Tang K，Sui LL，et al. Cholangiocarcinoma：present status and molecular aspects of diagnosis ［J］. Oncol Res，2015,22(4)：177 - 183.

［2］ Anderson MA，Appalaneni V，Ben-Menachem T，et al. The role of endoscopy in the evaluation and treatment of patients with biliary neoplasia ［J］. Gastrointest Endosc，2013,77(2)：167 - 174.

［3］ Isayama H，Komatsu Y，Tsujino T，et al. A prospective randomized study of "covered" versus "uncovered" diamond stents for the management of distal malignant biliary obstruction. Gut，2004,53(5)：729 - 734.

［4］ Kaassis M，Boyer J，Dumas R，et al. Plastic or metal stents for malignant stricture of the common bile duct? Results of a randomized prospective study. Gastrointest Endosc，2003,57(2)：178 - 182.

［5］ Davids PH，Groen AK，Rauws EA，et al. Randomised trial of self expanding metal stents versus polyethylene stents for distal malignant biliary obstruction. Lancet，1992,340(8834 - 8835)：1488 - 1492.

［6］ Loew BJ，Howell DA，Sanders MK，et al. Comparative performance of uncoated, self — expanding metal biliary stents of different designs in 2 diameters: final results of an international multicenter, randomized, controlled trial [J]. Gastrointest Endosc, 2009,70(3):445 - 453

[7] O'Brien S, Hatfield AR, Craig PI, et al. A three year follow up of self expanding metal stents in the endoscopic palliation of long-term survivors with malignant biliary obstruction [J]. Gut, 1995,36(4): 618 - 621.

[8] Strand DS, Cosgrove ND, Patrie JT, et al. ERCP-directed radiofrequency ablation and photodynamic therapy are associated with comparable survival in the treatment of unresectable cholangiocarcinoma [J]. Gastrointest Endosc, 2014,80:794 - 804 [PMID: 24836747 DOI: 10.1016/j. gie. 2014. 02. 1030]

[9] Duan XH, Wang YL, Han XW, et al. Intraductal radiofrequency ablation followed by locoregional tumor treatments for treating occluded biliary stents in non-resectable malignant biliary obstruction: a single-institution experience [J]. PLoS One, 2015,10(8): e0134857.

[10] Monga A, Gupta R, Ramchandani M, et al. Endoscopic radiofrequency ablation of cholangiocarcinoma: new palliative treatment modality (with videos) [J]. Gastrointest Endosc, 2011,74(4):935 - 937.

[11] Tatli S, Tapan U, Morrison PR, et al. Radiofrequency ablation: technique and clinical applications [J]. Diagn Interv Radiol, 2012,18(5):508 - 516.

[12] Dolak W, Schreiber F, Schwaighofer H, et al. Endoscopic radiofrequency ablation for malignant biliary obstruction: a nationwide retrospective study of 84 consecutive applications [J]. Surg Endosc, 2014,28(3):854 - 860.

[13] Kallis Y, Phillips N, Steel A, et al. Analysis of endoscopic radiofrequency ablation of biliary malignant strictures in pancreatic cancer suggests potential survival benefit [J]. Dig Dis Sci, 2015,60(11):3449 - 3455.

[14] Laquiere A, Boustiere C, Leblanc S, et al. Safety and feasibility of endoscopic biliary radiofrequency ablation treatment of extrahepatic cholangiocarcinoma [J]. Surg Endosc, 2016,30(3):1242 - 1248.

[15] Wu J, Gao D, Hu B. Endoscopic radiofrequency ablation for management of occluded metal stents in malignant distal biliary obstruction [J]. Gastrointest Endosc, 2017,85(5S):AB95.

15

一例重度胆管狭窄的扩张操作

【病史摘要】

患者，男性，61岁，因"肝移植术后4年余，反复皮肤黄染2年余"于2011年2月收住我院。患者于2006年7月因"原发性肝癌"在我院行"原位肝移植术"。2009年5月起出现皮肤、巩膜黄染，来我院就诊，ERCP诊断为肝移植术后，吻合口轻度狭窄，胆管内胆栓。行球囊清理术，术后症状缓解出院。此后间断性出现皮肤轻度黄染，经保肝治疗后均可缓解。此次入院前1个月再次出现进行性皮肤、巩膜黄染，保肝治疗无效，遂再次来我院，拟"肝移植术后，吻合口狭窄"收住入院。

患者入院后查体可见皮肤、巩膜轻度黄染，腹部见手术瘢痕，其他无特殊发现。入院完善检查，Tbil 53.2 μmol/L，Dbil 38.5 μmol/L，AKP 650 μmol/L，γ-GT 810 μmol/L，GPT 40.1 U/L，GOT 76.2 U/L，Alb 43.8 g/L CA19-9 54.7 U/mL，CEA 3.1 μg/L，AFP 2.1 μg/L。血常规、凝血四项正常。

【诊治经过】

于2011年2月行在静脉麻醉下行ERCP治疗。术中食管未见明显静脉曲张，乳头状乳头，切开后开口。造影可见吻合口位于肝总管，吻合口以下胆管未见明显异常，吻合口以上胆管截断，肝内胆管稀疏、走行较僵硬，胆管轻度扩张，狭窄段长约5 mm。切开刀未能通过狭窄段。换用6F扩张导管进行狭窄段扩张，但反复尝试扩张导管未能通过狭窄段。遂换用7F Soehendra支架回收器（Wilson-Cook Medical），拟利用其头端螺旋样结构，通过顺时针旋转而扩张狭窄段（图15-1），但Soehendra支架回收器在左肝管起始段最狭窄处与胆管长轴走形成角，反复尝试未能通过狭窄段。因狭窄段以上胆管已显影，且导丝已通过狭窄段，为防止胆管炎，拟采用三腔针状刀（Micro Knife XL sphincterotome, Boston Scientific）（图15-2）在导丝引导下行狭窄段针状刀电烧灼术对狭窄段进行扩张，以达到解决胆道梗阻，置入内支架引流的目的。采用混合电流进行电烧灼（单切30；单凝30）。将针状刀沿导丝插入至胆管狭窄段以下,伸出刀丝约 3 mm 并妥为固定,嘱助手绷紧导丝,将针刀在 X 线透视的监视下将针刀缓慢而匀速的通过狭窄段,并在内镜图像下观察有无血性液自胆管流出。针状刀顺利通过狭窄段后再次用 11.5F 的扩张探条扩张狭窄段,最后依次置入 2 个 7F 塑料支架于左、右肝内胆管(图 15 - 3)。术后 3 小时与 24 小时血淀粉酶分别为 85 U/L 及 69 U/L。术后第二天出现寒战、发热,最高达 38.6 ℃。血常规:WBC 7.54×10^9/L、Hb 116 g/L、PLT 123×10^9/L,考虑 ERCP 术后胆管炎,经头孢米诺抗炎治疗 5 天后体温恢复正常,黄疸下降好转出院。

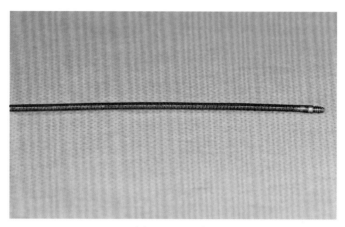

图 15 - 1   7F Soehendra 支架回收器,其中心可通过 0.035 inch 的导丝,其头端为逐渐变尖的螺旋样结构,当顺时针旋转时可产生类似"自攻螺丝"样的力量,从而通过狭窄段,最终起到扩张狭窄段的作用。

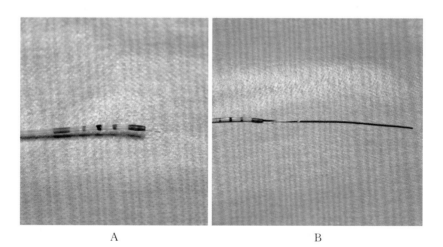

A   B

图 15 - 2   三腔针状刀,其头端呈楔形(外径 7F,头端最细处为 5.5F),共有三个腔,分别为刀丝腔、造影腔与导丝腔(A),当需要时针状刀中心可能过一根 0.035 inch 的导丝(B)。

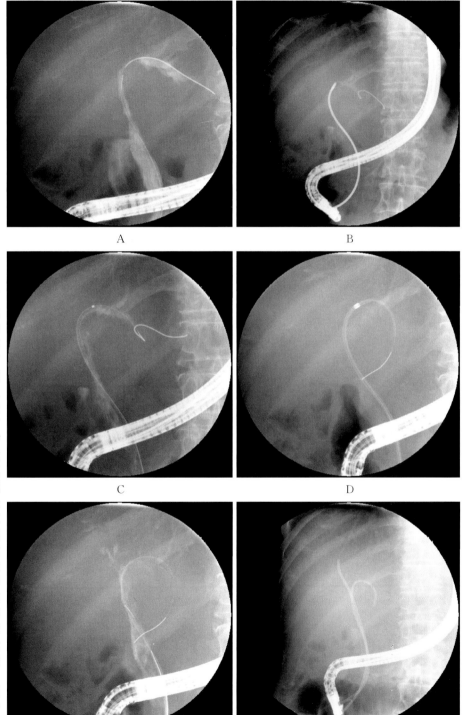

图 15-3　胆管造影可见肝总管及左肝管起始段明显的狭窄,长约 3.5 cm,最狭窄处局部口径约 1 mm,导丝可通过狭窄段进入左侧肝内胆管,狭窄段以上左侧肝内胆管扩张(A);常规扩张导管扩张失败后用 7F Soehendra 支架回收器沿导丝插入胆管至狭窄段,但在左肝管起始段最狭窄处 Soehendra 支架回收器与胆管长轴走形成角,反复尝试无法通过狭窄段(B);沿导丝插入三腔针状刀,对狭窄段进行针状刀电烧灼术,针状刀顺利通过狭窄段(C);11.5F 扩张导管顺利通过狭窄段(D);再次造影可见左内肝内胆管显影(E);2 根 7F 塑料支架分别置入左内肝内胆管与左外肝内胆管(F)。

【讨论】

因胆管重度狭窄,内镜下胆管支架置入术的失败率约为 4%～9%。此外,有时会碰到对比剂可通过狭窄段进入扩张的胆管但却无法引流的情况,这时发生急性胆管炎的风险极高。在这种情况下可选择行 PTCD 或旁路手术,但 PTCD 会影响患者生活质量与胆汁的肠肝循环。而手术的并发症发生率与病死率均较高。EUS 引导下胆管或胰管穿刺引流也是一种补救方法,但这需要 EUS 医师与另外的穿刺引流附件,其不良事件发生率高达 20%～50%。并且右肝管扩张、大量腹水或凝血功能障碍是 EUS 的禁忌证。

对于胆、胰管重度狭窄患者,常规的造影导管、切开刀或扩张导管无法通过狭窄段时可先行使用 Soehendra 支架回收器来扩张狭窄段,因为 Soehendra 支架回收器的头端呈螺旋状,可利用其头端的螺旋形状使用旋转的力量通过狭窄段。但因 Soehendra 支架回收器头端螺旋状结构为刚性结构,不能顺应胆管或胰管角度而弯曲,故当狭窄位于胆、胰管转弯处,且角度较大时 Soehendra 支架回收器会与胆管或胰管的长轴成角,从而无法顺应导丝的走行方向对狭窄段进行螺旋式扩张,导致扩张失败。另外,当狭窄距乳头口较远时,力量难以传导至 Soehendra 支架回收器的头端,亦可导致扩张失败。此时可考虑使用导丝引导的针状刀烧灼术对狭窄段进行扩张。因为大部分胆管癌组织是富含纤维结缔组织间质的腺癌,胆管癌的狭窄段胆管壁通常呈环形或同心圆样增厚,从而导致胆管腔堵塞。而良性胆管或胰管狭窄处亦有大量纤维结缔组织增生导致管壁增厚,这种胆、胰管狭窄的病理特点决定了用针状刀对狭窄段进行烧灼扩张是可能的,也是安全的,其成功率可达 90%,并发症发生率约为 20%,但均可经保守治疗后缓解。

在使用导丝引导的针状刀烧灼术技术时应遵循以下操作要点。首先,要使用混合电流,电切电流可对狭窄段进行切开,同时电凝电流可对创面进行电凝,从而减少出血的风险。其次,针状刀刀丝伸出的长度应控制在 3 mm 以内,这样的长度已足够对狭窄段进行切割,同时避免了伸出过长的刀丝在外力的作用下弯曲,与胆、胰管长轴垂直,直接切开胆、胰管壁而导致穿孔。第三,行狭窄段针刀烧灼术时应缓慢而匀速地进行烧灼。第四,助手应绷紧导丝,避免导丝折叠或偏离胆管长轴方向而导致针状刀切割方向偏离狭窄段。最后应在 X 线监视下进行针状刀烧灼术,一方面可观察针刀的方向有无偏离胆管轴,另一方面可观察有无膈下或肾周游离气体等穿孔征象,一旦出现上述情况应立即中止操作。

与导丝引导的针状刀烧灼术直接相关并发症有胆管出血与胆道穿孔。胆道出血通常是自限性的,但若出现不可控性出血时往往意味着损伤较大的肿瘤血管或烧穿胆管壁损伤肝动脉或门静脉所致,此时应行 DSA 协助诊断与治疗。穿孔通常与针状刀刀丝伸出过长有关。过长的针状刀刀丝在外力的作用下可变弯曲,从而偏离胆管轴而与胆管壁垂直,导致胆管壁全层切开而穿孔,故操作过程中助手应严格控制刀丝伸出长度在 3 mm 内,或可将刀丝剪短至 3 mm 以内,避免穿孔的发生。此外,穿孔的风险与胆胰管狭窄长度有关,狭窄段越长,针状刀烧灼术所要经过的距离越长,所需时间更长,其发生穿孔的风险也相应增高。

Kawakami 等报道应用可过导丝的 6F 囊肿穿刺针（Cysto-Gastro-Set；Endo-Flex，GmbH，Voerde，Germany）对重度胆胰管狭窄段进行电烧灼术，从而对狭窄段进行扩张。该附件头端有一锥形金属环，可利用该结构对狭窄段进行烧灼扩张。因其不存在外力作用下折叠变形的风险，故通常不会造成胆胰管壁垂直的切割，但该附件目前尚未在国内上市。

对于常规扩张器械无法成功扩张的重度胆胰管狭窄来说，导丝引导的针状刀烧灼术是一种可选的技术手段，对有经验的 ERCP 操作者来说导丝引导的针状刀烧灼术扩张狭窄成功率高。因该方法有一定的并发症发生率，故该方法不能作为常规的扩张方法，并且对初学者来说不能贸然尝试。

【临床感悟】

● 对重度坚硬的胆胰管狭窄，导丝引导的针状刀电烧灼术是其他扩张方法无效后的另一选择，但使用过程中应严格掌握适应证，注意其安全性，避免并发症的发生。

【附】胆管狭窄扩张流程

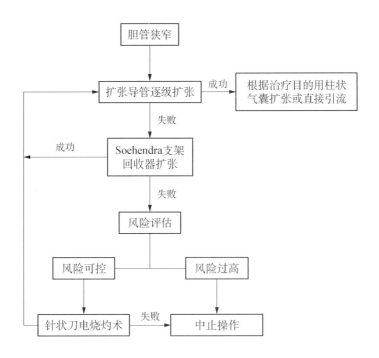

（高道键）

【参考文献】--

[1] Baron TH，Morgan DE. Dilation of a difficult benign pancreatic duct stricture using the Soehendra stent extractor [J]. Gastrointest Endosc，1997，46：178 - 180. PubMed PMID：9283873.

[2] Gao DJ，Hu B，Pan YM，et al. Feasibility of using wire-guided needle-knife electrocautery for refractory biliary and pancreatic strictures [J]. Gastrointest Endosc，2013，77：752 - 758. PMID：23357494.

[3] Kawakami H，Kuwatani M，Kawakubo K，et al. Transpapillary dilation of refractory severe biliary stricture or main pancreatic duct by using a wire-guided diathermic dilator（with video）[J]. Gastrointest Endosc，2014，79：338 - 343. PMID：24021490.

16

一例以梗阻性黄疸起病的非霍奇金淋巴瘤

【病史摘要】

患者男性,14岁,因"皮肤及巩膜黄染伴尿黄10余天"于2015年6月中旬收住我院。患者于2015年6月初开始无明显诱因出现皮肤及巩膜黄染,伴尿色深黄就诊于外院,行腹部彩超提示"胆总管下段及胰头处低回声,考虑胰头占位;左肝内巨大低回声占位,考虑转移灶;腹腔淋巴结肿大",肝功能检查提示:总胆红素 233.1 μmol/L,直接胆红素 179.7 μmol/L。后转诊至我院,肝脏 CT 提示"肝外胆管中下段显示不清,左半肝巨大占位,胰头可疑占位"(图 16-1)。病程中患者无寒战、发热、腹痛、腹胀、呕血、黑便、体重下降等症状。

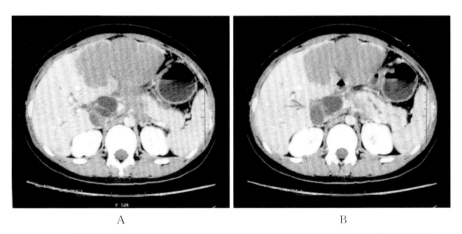

A   B

图 16-1 肝脏 CT 示左半肝巨大占位,胰头可疑占位,胆总管扩张,胰管轻度扩张。

【诊治过程】

患者入院后查体除有皮肤及巩膜黄染外,无其他特殊阳性体征。完善各项检查,Tbil 234.1 μmol/L, Dbil 194.0 μmol/L, GPT 645 U/L, AKP 1 175 U/L, γ-GT 1 025 U/L, CA199 131.3 U/ml, CEA 1.2 μg/L, IgG4 1.24 g/L。

患者以直接胆红素升高为主，属梗阻性黄疸，影像学检查提示"肝脏巨大占位、肝内外胆管扩张、胰腺占位、胆总管下段狭窄"，符合肝脏占位侵犯胆管表现，无手术指征，遂决定性于2016年6月19日行ERCP术减黄治疗。术中由于巨大肿瘤推移，乳头角度不佳，插管困难，予经胰预切开方法进入胆管，透视下胆总管下段"细线样"狭窄，长度约3 cm，狭窄以上肝外胆管明显扩张，最大径约1.7 cm，术中操作困难，导丝反复超选无法进入右侧肝内胆管，遂留置一根鼻胆管于肝总管暂时减黄。术后黄疸逐渐消退（Tbil 111.9 μmol/L，Dbil 91.4 μmol/L），于2015年6月24日再次行ERCP术尝试置入胆道支架。透视下可见胆总管下段狭窄长度约3 cm，其上肝外胆管扩张，最大径约1.6 cm，右侧肝内胆管轻度扩张，左侧肝内胆管无明显扩张。遂于左侧肝内胆管置入一根10 mm×80 mm非覆膜金属支架，末端位于乳头外（图16-2）。患者术后恢复可，黄疸逐渐消退，2015年6月29日出院前复查肝功能：Tbil 57.3 μmol/L，Dbil 50.5 μmol/L，GPT 86 U/L。

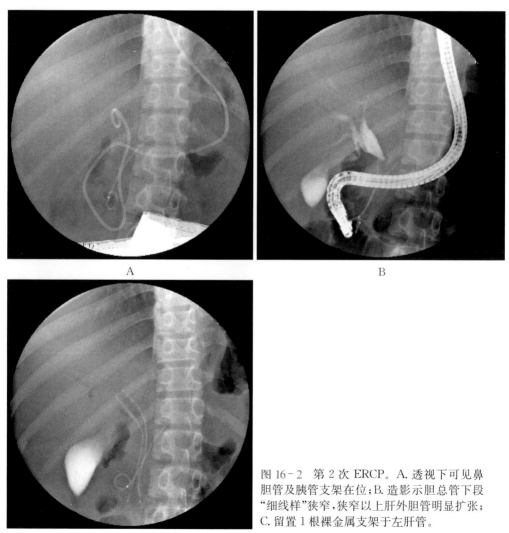

图16-2 第2次ERCP。A. 透视下可见鼻胆管及胰管支架在位；B. 造影示胆总管下段"细线样"狭窄，狭窄以上肝外胆管明显扩张；C. 留置1根裸金属支架于左肝管。

　　患者为求进一步确诊，于 2015 年 7 月 2 日就诊于外院，2015 年 7 月 7 日在全麻下行"肝切开活检术"，术中病理提示"恶性小细胞肿瘤"，后经多家医院病理会诊，确诊为"肝脏弥漫性大 B 细胞性淋巴瘤"；免疫组化提示"CD20⁺、PAX5⁺、CD10⁺、Ki67（约 80％～90％）"。并行 PET-CT 提示"肝左叶高代谢肿块（SUV＝19.5），腹膜后、右侧腹股沟及右侧大腿前、内侧肌间隙多发高代谢淋巴结，考虑淋巴瘤"。确诊淋巴瘤后，于 2015 年 8 月至 2016 年 1 月行 8 周期 RCHOP 方案全身化疗，在化疗第 4 周期复查肝 CT，肝脏巨大肿块消失（图 16-3）。

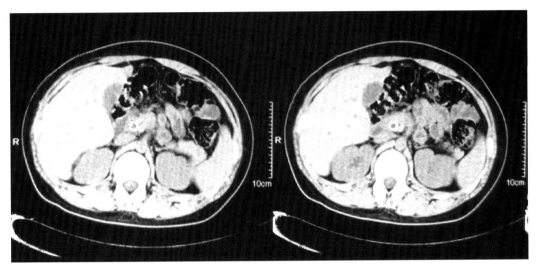

图 16-3　化疗期间复查肝脏 CT，肝脏巨大占位基本消失，胆道金属支架在位。

　　患者完成化疗后，全身病灶消失，各项血指标均在正常范围内。为去除胆道支架于 2016 年 4 月 26 日再次入院。因患者置入裸金属支架，且置入时间已长达 10 月余，胆道上皮组织增生经金属支架网眼长入金属支架腔内，我们试图直接拔除支架无果，于是在原金属支架内再置入一等规格的全覆膜金属支架，希望在全覆膜金属支架的挤压作用下使原裸支架内的软组织推出，方便二期取支架。我们先用取石球囊清理支架腔，取出少许胆泥，再用直接 1.2 cm 的柱状气囊自上而下依次扩张金属支架腔，最后留置一根 10 mm×80 mm 全覆膜金属支架于原支架腔内（图 16-4）。术后恢复无特殊，按期出院，嘱患者 3 个月后再来我院试拔裸金属支架。

　　2016 年 7 月 28 日实施接受第 4 次 ERCP，术中见乳头开口处见 2 根金属支架在位，用球囊清理出胆管内胆泥，用圈套器完整取出覆膜金属支架，用 12 mm 柱状气囊分别在支架腔及支架腔外扩张支架区域胆管，用圈套器取裸金属支架，反复尝试，仍然无法拔除支架。经与患儿家属沟通再次置入一根 10 mm×80 mm 全覆膜金属支架，充分覆盖原金属裸支架（图 16-5），以期增生组织坏死后，尝试拔除裸金属支架。

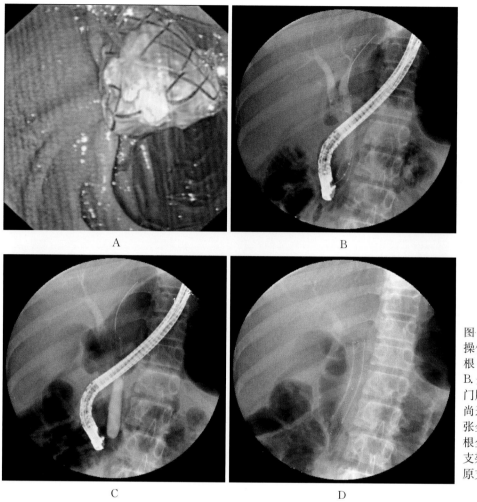

A　　　　　　　　　　　　　　　B

C　　　　　　　　　　　　　　　D

图 16-4　第 3 次 ERCP 操作。A. 乳头口可见 1 根裸金属支架在位；B. 金属支架近端位于肝门胆管分叉处，支架腔尚通畅；C. 柱状气囊扩张金属支架；D. 留置一根全覆膜金属支架于原支架腔内，其近端超出原支架上端约 2 mm。

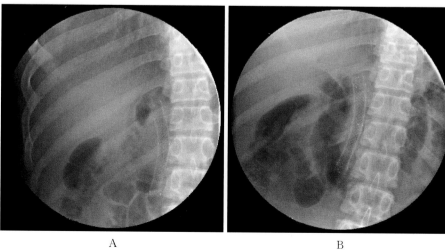

A　　　　　　　　　　　　　　　B

图 16-5　第 4 次 ERCP。A. 胆道裸金属支架在位；B. 裸支架内植入一根全覆膜金属支架，并充分覆盖原金属支架近端及远端。

2016 年 11 月 10 日患者接受第 5 次 ERCP，仍然无法拔除裸金属支架，支架上缘位置固定不动，考虑该区域组织长入所致，终止操作(图 16 - 6)。

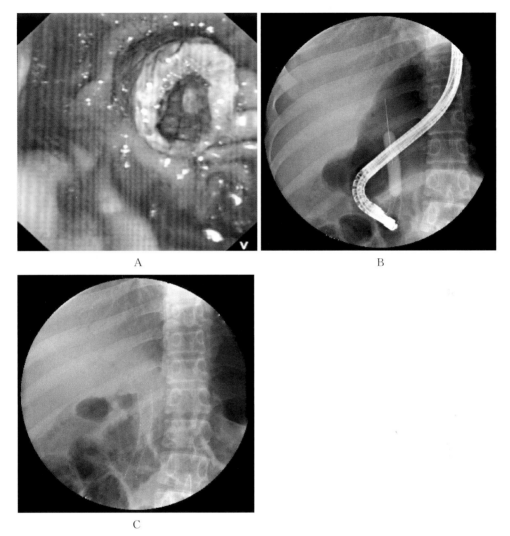

A

B

C

图 16 - 6　第 5 次 ERCP。A. 乳头口 2 根金属支架在位；B. 拔除覆膜金属支架后再次用柱状气囊扩张支架腔；C. 裸金属支架仍在位。

反复尝试内镜下取出裸金属支架失败，建议其转至外科行手术取支架。患者于 2016 年 11 月 21 日在全麻下行"复杂肠粘连松解、胆囊切除、胆总管切开探查、胆道金属支架取出术"。术中见支架上端完全包埋于胆管组织中，剪断支架后，逐根丝抽出。术后患者恢复尚可，带 T 管出院。

【讨论】

这是一例原发于肝脏的弥漫大 B 细胞性淋巴瘤的病例，其特殊之处在于以梗阻性黄疸为首发症状，无明显发热、浅表淋巴结肿大及体重下降等典型症状，影像学表现为肝脏巨大肿块伴胰腺侵犯，极易与其他常见的胆管侵犯的恶性肿瘤相混淆，导致诊断困难，从而造成了后续治疗的"被动"。

原发于肝脏的淋巴瘤是较为常见的结外淋巴瘤。黄疸一般出现在淋巴瘤病程的后期，主要原因有淋巴瘤直接侵犯肝内胆管、肿大的淋巴结压迫肝外胆管、肝内胆汁淤积、化疗药物引起的肝毒性和肿瘤相关的溶血。其中最常见的是肿瘤侵犯肝外胆管，引起梗阻性黄疸。但以梗阻性黄疸为首发表现的淋巴瘤非常罕见，仅占淋巴瘤总数的 $1\%\sim2\%$，且病理类型多数为弥漫大 B 细胞性。正因为稀少，临床上在梗阻性黄疸的鉴别诊断中很少会考虑到淋巴瘤。所以在临床工作中，当具备年龄较轻，以梗阻性黄疸为主要症状、影像学检查提示实质或空腔器官存在巨大肿块伴或不伴有淋巴结肿大等特点，应考虑到淋巴瘤的可能性，避免误诊或漏诊。尽管 CT 检查可以帮助确认肿块的位置，PET-CT 可帮助判断是否有其他脏器转移，但是仍然需要获取病灶组织通过病理检查来明确诊断。

由于以梗阻性黄疸为首发表现的淋巴瘤较少，所以对这类疾病的治疗缺乏统一的规范。与引起胆道梗阻的其他恶性肿瘤不同的是，淋巴瘤对化疗非常敏感。目前认为，化疗是这类疾病最有效的治疗方法。但是化疗前是否需要先缓解胆道梗阻目前众说纷纭。有学者认为基于淋巴瘤对化疗较为敏感的特殊性，单纯化疗可使肿块缩小或消失，从而缓解胆道梗阻，胆道引流不是必需的，胆道引流虽然缓解了黄疸，但是并没有对潜在的疾病进行治疗，从而延误了治疗时间。当合并有高热、腹痛等急性胆管炎症状时，才考虑首先给予缓解胆道梗阻治疗。但 Ödemiş 等人及 Ross 等人则提出化疗前行 ERCP 或者经皮胆道引流仍然是必要的，他们认为梗阻性黄疸本身会增加化疗药物的毒性，例如长春新碱和阿霉素，从而带来不必要的风险。

缓解胆道梗阻的微创方法主要有 PTCD 及 ERCP 置入胆道支架两种方法。因 PTCD 有较多并发症并且严重影响病人生活质量，所以只用于 ERCP 失败后的病例。Johan 在他的一篇关于淋巴瘤胆管侵犯的述评里提出，如果肝胆管来源的淋巴瘤已通过病理学确诊，推荐放置塑料支架；如果无确切的组织病理学诊断，推荐首先放置塑料支架或者全覆膜金属支架。不推荐放置裸金属支架，因为其一旦放置，几乎是无法拔除的。本例患者的经历证实了这一结论。本例患者在无确切病理学诊断的情况下，草率地诊断为恶性肝脏肿瘤伴胰腺转移，无手术指征，故决定行 ERCP 术放置支架。后患者最终确诊为弥漫大 B 细胞性淋巴瘤，经过化疗，其肝脏及胰腺占位消灭，胆道梗阻的情况也基本缓解，考虑到患者年龄较轻，去除胆道支架也是必要的。但是由于组织的增生，裸金属支架的拔除相当困难。Dachary 等人曾报道了胆道裸金属支架内置入全覆膜金属支架，使增生的肉芽组织受挤压坏死、推出，然后用鼠齿钳拔除成功裸金属支架，并指出置入全覆膜金属支架后 6～8 周是拔除原裸金属支架较合适的时机。另亦有多篇类似的成功案例报道。然而本例患者裸支架留置时间较长，组织增生明显，虽经两次内镜尝试均无法拔除支架，后来的手术中也证实裸金属支架取出并非轻而易举。

【临床感悟】

● 对梗阻性黄疸进行鉴别诊断时,应充分考虑到淋巴瘤的可能性,特别是年轻者。淋巴瘤所引起的梗阻性黄疸的处理与其他恶性肿瘤引起的梗阻性黄疸的处理方法不同。

● 在诊断不明确的情况下,禁止放置裸金属支架,推荐放置塑料支架或全覆膜金属支架。

● Stent-in-Stent Technique 可用于拔除裸金属支架,但尚局限于个案报道,具体情况应根据病人情况、疾病特点等因素具体分析。

【附】 以胆道梗阻为首发表现的淋巴瘤诊断及治疗流程

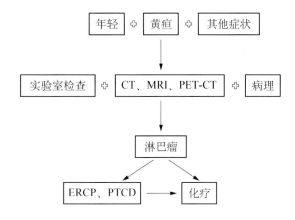

（邢　铃　高道键）

【参考文献】

[1] Odemis B, Parlak E, Bas O, et al. Biliary tract obstruction secondary to malignant lymphoma: experience at a referral center [J]. Digestive Diseases and Sciences, 2007,52(9):2323 - 2332.

[2] Pietsch JB, Shankar S, Ford C, et al. Obstructive jaundice secondary to lymphoma in childhood [J]. J Pediatr Surg, 2001,36:1792 - 5.

[3] Ravindra KV, Stringer MD, Prasad KR, et al. Non-Hodgkin's lymphoma presenting with obstructive jaundice. Br J Surg, 2003,90:845 - 9.

[4] Fidias P, Carey RW, Grossbard ML. Non-Hodgkin's lymphoma presenting with biliary tract obstruction. A discussion of seven patients and a review of the literature [J]. Cancer, 1995,75(7):1669 - 1677.

[5] Ödemiş B, Parlak E, Başar Ö, et al. Biliary tract obstruction secondary to malignant lymphoma: experience at a referral center [J]. Digestive Diseases and Sciences, 2007,52(9):2323 - 2332.

[6] Ross WA, Egwim CI, Wallace MJ, et al. Outcomes in lymphoma patients with obstructive jaundice: a cancer center experience [J]. Digestive Diseases and Sciences, 2010,55(11):3271 - 3277.

[7] Tchambaz L, Schlatter C, Jakob M, et al. Dose adaptation of antineoplastic drugs in patients with

liver disease [J]. Drug Saf, 2006, 29:509 - 522.

[8] Bakken JC, Baron TH. Metal stents and biliary obstruction secondary to lymphoma: a tale of caution [J]. Dig Dis Sci, 2010, 55:3636.

[9] Ross WA, Egwim CI, Wallace MJ, et al. Outcomes in lymphoma patients with obstructive jaundice: a cancer center experience [J]. Dig Dis Sci, 2010, 55:3271 - 3277.

[10] Arias-Dachary FJ, Chioccioli C, Deprez PH. Application of the "covered-stent-in-uncovered-stent" technique for easy and safe removal of embedded biliary uncovered SEMS with tissue ingrowth [J]. Endoscopy, 2010, 42 Suppl 2:E304 - E305.

[11] Hirdes MM, Siersema P D, Houben M H, et al. Stent-in-stent technique for removal of embedded esophageal self-expanding metal stents [J]. Am J Gastroenterol, 2011, 106:286 - 293.

[12] Vasilikostas G, Sanmugalingam N, Khan O, et al. 'Stent in a stent' — an alternative technique for removing partially covered stents following sleeve gastrectomy complications [J]. Obes Surg, 2014, 24:430 - 432.

[13] Tan DM, Lillemoe KD, Fogel EL. A new technique for endoscopic removal of uncovered biliary self-expandable metal stents: stent-in-stent technique with a fully covered biliary stent [J]. Gastrointest Endosc, 2012, 75:923 - 925.

17

一例胆管内乳头状黏液性肿瘤的内镜诊治

【病史摘要】 --

患者,男性 75 岁,反复中上腹痛伴发热,伴有轻度黄疸。患者 2009 年 6 月起无明显诱因反复出现中上腹疼痛,伴低热、轻度尿黄。2011 年 4 月于外院查肝功: Tbil 22.9 μmol/L, Dbil 13.7 μmol/L, AKP 331 μmol/L, γ-GT 947 μmol/L;余基本正常。腹部超声示:左、右叶肝内胆管扩张,胆总管上段迂曲扩张,肝门胆管直径约 1.5 cm,右肝管迂曲增宽,部分直径约为 1.0 cm,并相当于胆总管与右肝管连接处后方,可见宽 1.8 cm,长 1.7 cm 的管状回声,并该管状回声与右肝管及胆总管相通,管腔内透声尚可(图 17 - 1)。在外院行 ERCP,术中取出少量胆泥样结石,并放置塑料支架,ERCP 诊断为胆总管结石。术后症状稍有缓解,1 个月后复查发现支架自行滑脱,术后 2 个月再次发作相似症状。2012 年 11 月至我院就诊,影像学提示肝内外胆管显著扩张(图 17 - 2),遂收治入院。

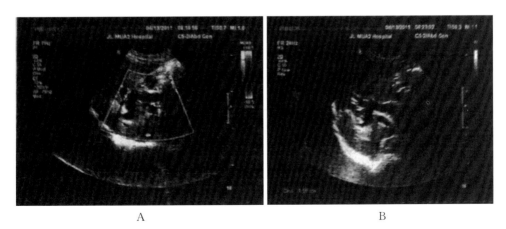

A   B

图 17 - 1 腹部超声检查。肝内胆管及胆总管上段略增宽;肝右叶迂曲扩张的管状回声,考虑为右肝管扩张。

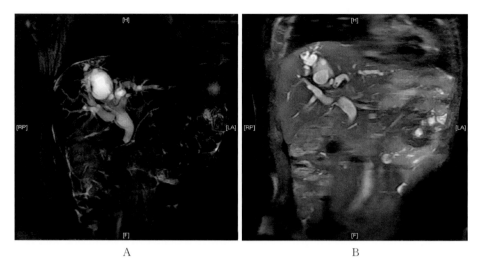

图 17-2 MRCP。A. 肝内外胆管明显扩张,右肝内胆管局部呈囊状扩张,胰管无扩张;B. 右肝内胆管局部呈囊状扩张,肝内胆管可见多发小结石影;右肝内胆管及肝门部胆管局部增厚,恶性待排。

【诊治过程】

患者入院后查体无特殊发现。实验室检查:Tbil 15.7 μmol/L, AKP 187 μmol/L, γ-GT 538 μmol/L,肿瘤标志物均正常。于 2012 年 11 月 19 日接受 ERCP 诊疗,术中发现:十二指肠主乳头口呈鱼眼状扩大,可见胶冻状物流出,胆管造影显示肝内外胆管重度扩张,右肝内胆管及胆总管下段可见多发不定形絮状充盈缺损影。腔内超声可见右前支肝内胆管一附壁低回声团块,大小约 0.45 cm×0.88 cm,边界尚清。循导丝插入子母胆道镜观察,管腔内见大量胶陈样黏液,右前支肝管壁上可见黏黏膜鱼卵状及珊瑚状隆起,考虑胆管产黏蛋白肿瘤,遂放置鼻胆管于右肝内胆管引流(图 17-3)。

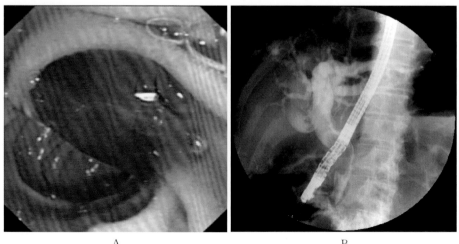

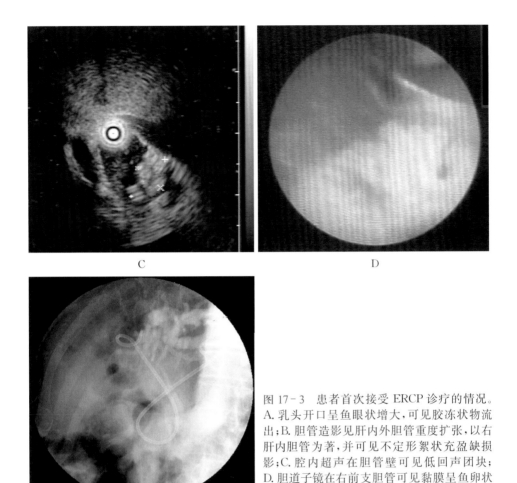

图 17-3 患者首次接受 ERCP 诊疗的情况。
A. 乳头开口呈鱼眼状增大，可见胶冻状物流出；B. 胆管造影见肝内外胆管重度扩张，以右肝内胆管为著，并可见不定形絮状充盈缺损影；C. 腔内超声在胆管壁可见低回声团块；D. 胆道子镜在右前支胆管可见黏膜呈鱼卵状及珊瑚状隆起；E. 留置鼻胆管于右肝内胆管。

患者术后鼻胆管引流通畅。为应用直接经口胆道镜对病灶行进一步诊疗，于 2012 年 11 月 21 日再次行 ERCP。予柱状气囊扩张乳头开口（7 大气压持续约 90 秒）至 18 mm，用取石气囊取出大量胶胨状物，拔除鼻胆管，退出十二指肠镜。插入普通胃镜经扩大的乳头开口进入胆道，经胃镜工作通道插入球囊及导丝超选进入右侧肝内目标胆管，充盈球囊锚定在右肝内胆管，轻轻外拉球囊，同时进一步推进内镜，进镜最深可达肝总管分叉处下缘，所见胆管黏膜未见明显异常，可见大量胶胨状物从肝右前叶肝管流出，反复尝试内镜无法进一步深入肝管右前支，遂中止操作（图 17-4）。术后恢复良好，如期出院。

2014 年 5 月患者再次出现中上腹痛闷胀不适，可耐受，未特殊治疗。2015 年 4 月再次出现中上腹痛伴发热，于 2015 年 5 月再次入我院，肝功能示：Tbil 20.9 μmol/L，AKP 133 μmol/L，γ-GT 428 μmol/L。腹部超声示：胆总管上段内径 13 mm，胆总管下段显示不清，右肝管内径 19 mm，内可见絮状回声，左肝管内径 5 mm（图 17-5）。为针对肿瘤进行毁损治疗，拟采用光动力治疗。

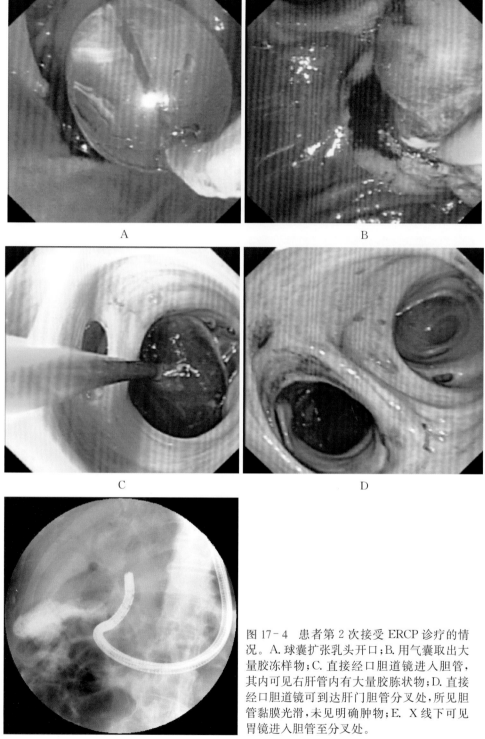

图 17-4 患者第 2 次接受 ERCP 诊疗的情况。A. 球囊扩张乳头开口;B. 用气囊取出大量胶冻样物;C. 直接经口胆道镜进入胆管,其内可见右肝管内有大量胶胨状物;D. 直接经口胆道镜可到达肝门胆管分叉处,所见胆管黏膜光滑,未见明确肿物;E. X 线下可见胃镜进入胆管至分叉处。

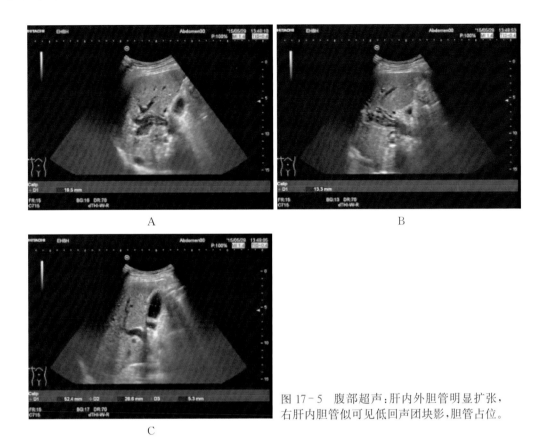

图 17-5　腹部超声:肝内外胆管明显扩张,右肝内胆管似可见低回声团块影,胆管占位。

　　2015 年 6 月 2 日静脉注射间-四羟基苯二氢卟酚(mTHPC,Foscan)3 mg,2015 年 6 月 4 日再次行 ERCP 诊疗,术中见主乳头可见胶冻样物流出,造影见肝内外胆管明显扩张,可见多发不定形絮状充盈缺损影。用球囊清除黏液,循导丝插入 Spyglass,在右前支肝内胆管可见黏膜呈鱼卵状及珊瑚状隆起,造影见右肝管一级分支内隐约见组织影,约 3 cm×1 cm,用球囊清除胆管内黏液,在导丝引导下插入柱状弥散激光光纤,透视下定位在病灶部位照射(输出功率 200 mW,照射 16.5 分钟,总能量 198 J),操作过程顺利(图 17-6)。患者于 2015 年 6 月

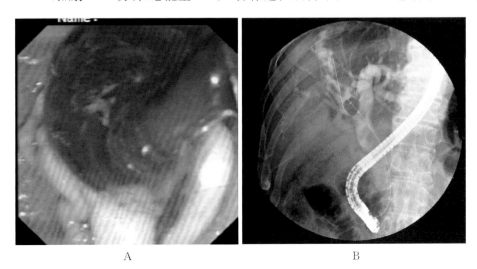

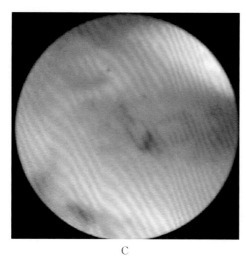

图 17-6 患者第 3 次接受 ERCP 诊疗的情况。A. 主乳头可见胶冻样物流出；B. 胆管造影可见肝内外胆管明显扩张，并可见不定形絮状充盈缺损影；C. Spyglass 可见胆管内胶冻样物，并可见黏膜呈鱼卵状隆起。

C

8 日出院。随访至今患者仍间断出现发热、黄疸，服用中药(具体药物)治疗，其他无特殊。

【讨论】

这是一例胆管内乳头状黏液性肿瘤(intraductal papillary mucinous neoplasm of the bile duct，IPMN-B)的病例，曾被诊断为胆总管结石于外院行 ERCP 取石，随着病情进展通过直接经口胆道镜检查最终明确诊断。

IPMN-B 是一种少见的胆道系统疾病，可累及肝内外胆管的任何部位，以肝内胆管更为常见，可为多灶性病变，通常为非浸润性生长。其产生的黏液容易造成胆道梗阻，约近 1/3 的 IPMN-B 病人合并肝内胆管结石，可以伴有肝内胆管结石的临床症状，如发热、腹痛和黄疸等胆管炎表现。多数 IPMN-B 患者的肝功能检查可以出现胆红素水平升高和肝酶的异常，以 AKP、γ-GT 的升高较为常见。超声检查通常可以发现肝内外胆管的囊状扩张或肝内的囊性肿块，胆管内胆汁透声降低，可发现管腔内息肉样病变，超声造影(EUS)可监测到瘤体血流变化。肝脏增强 CT 可发现囊性肿块、囊状扩张胆管内息肉样病变和肝内外胆管扩张，胆管内息肉样病变和基底可出现轻中度强化，动、静脉期和实质期瘤体的密度或信号均低于肝脏实质。ERCP 曾被认为是诊断 IPMN-B 的金标准，十二指肠镜下发现十二指肠乳头开口有黏液流出往往提示胰管内或胆管内有产黏液的病变存在，并可以通过胆道子母镜发现胆管内黏液和胆管壁乳头状结节或突起，还可行组织活检明确诊断，进行胆管内结石和黏液的清除，以通畅胆道，暂时缓解症状。随着射频消融和激光技术的进步，对于局灶性的息肉样病变还可以进行内镜下消融或切除。IPMN-B 为癌前期病变，部分病变具有浸润性，一旦临床表现与影像检查怀疑 IPMN-B 时应进行手术治疗，且必须进行术中胆道镜检查，以进一步确定病变部位、范围和性质，以免病灶残留。

本例患者应用普通胃镜进行直接经口胆道镜检查，成功进入胆总管，获得清晰的影像，最终明确诊断。直接经口胆道镜检查技术，只需有普通胃镜或超细鼻胃镜，即可进行胆道检查。该技术受内镜的外径与可操控性影响，要选择合适的患者，即十二指肠乳头开口越大，肝外胆管越扩张，内镜越容易进入胆总管，胆道操作成功率越高。我们的既往研究发现直接经口胆道镜检查过程中内镜最深能达到左、右肝管，一方面受限于胃镜的工作长度，另一方面内镜进入胆管越深其阻力越大，向内推进的力量难以传导至胆管轴的方向而易向十二指肠降段肠轴的方向传导，从而不利于内镜向胆管内进一步深入。鼻胃镜虽然较胃镜细，但鼻胃镜较普通胃镜软，更容易在胃与十二指肠成襻，并且鼻胃镜的工作通道为 2 mm，虽较子母镜粗，但能用的附件仍较普通胃镜少，所以对肝外胆管直径较粗者建议首选普通胃镜进行直接经口胆道检查。直接经口胆道镜操作过程中，若胆管黏膜或肠道黏膜发生损伤，胆管内灌注空气可能通过损伤部位的毛细血管床进入门脉系统或肝静脉系统，从而导致气体栓塞。如果应用 CO 灌注或液体灌注可避免上述并发症的发生。我们在操作时，首先用生理盐水充分灌注胆道，置换胆汁，使胆道系统视野清晰，然后再换用空气灌注，并且换用空气灌注时将主机的气体灌注置于最低档，尽量控制注气量，避免胆道系统与肠腔内气体压力增高，从而有效地避免空气栓塞的发生。

针对 IPMN-B，若病灶较局限可采用外科手术切除病灶。但若病灶累及范围广，部分肝叶切除无法完全切除病灶时，除肝移植可根治外，目前没有更好的办法。光动力治疗虽可对肿瘤起到毁瘤治疗，但因 IPMN-B 累及胆管范围广，激光无法覆盖所有病灶，导致部分病灶无法毁损，残留病灶仍可不断产生黏液产生发热、黄疸等症状。该例患者虽经光动力治疗，但仍有症状复发，可能与存在病灶残留有关。

【临床感悟】

● 胆管严重扩张和肝内不典型占位病变是 IPMN-B 术前影像学检查最常见的表现。在内镜检查中发现乳头开口增大，有黏液流出是 IPMN 主要的诊断线索；其特征性病变是胆管壁隆起性病灶。

● 直接经口胆道镜检查是安全可行的，且具备较高的成功率和较佳的影像，在特定胆道疾病患者的诊治中起到十分重要的作用。

（范婷婷　高道键）

【参考文献】

［1］Takanami K，Yamada T，Tsuda M，et al. Intraductal papillary muci-nous neoplasm of the bile ducts: multimodality assessment with pathologic correlation［J］. Abdom Imaging，2011，36：447－456.

［2］Lim JH，Yoon KH，Kim SH，et al. Intraductal papillary mucinous tumor of the bile ducts［J］. Radiographics，2004，24：53－67.

［3］高道键，胡冰. 徒手直接经口胆道镜在胆道疾病中的初步应用［J］. 中华消化内镜杂志，2013，30（9）：503－507.

18

肝脏巨大占位伴黄疸

【病史摘要】

患者,男,32岁,黑龙江籍农民,因"进行性皮肤、巩膜黄染1个月"入院。1个月前无明显诱因下出现皮肤及巩膜黄染,伴尿色加深、皮肤瘙痒,无腹痛、腹胀等不适,外院行MRCP检查示:右侧肝内胆管扩张,肝门部胆管狭窄,左肝内胆管显示不清。肝脏增强CT示:肝内占位性病变,占据中肝叶,考虑恶性肿瘤可能性大。超声引导下肝穿刺活检提示:大片坏死组织,周围炎性细胞浸润,未见明确肿瘤细胞。入院前1周患者出现发热,热峰38.5℃,伴畏寒。患者既往无肝炎史、饮酒史、血吸虫疫源地接触史,否认结核史,无饲养猫、狗等宠物及牧区生活史。

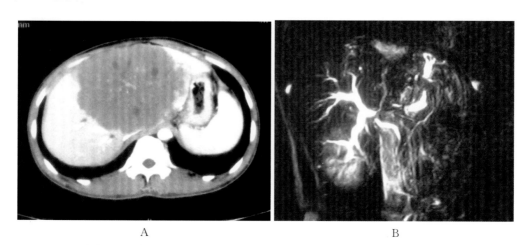

图18-1 A.患者CT见中肝叶巨大占位,边界清晰不规则,密度不均,中央可见散在钙化灶,动脉期病灶不强化;B.MRCP见左、右内胆管扩张较明显,并向右侧推移,肝门部可见一下肢,左肝内胆管未显示。

【诊治过程】

患者入院后完善相关检查,肝功能:总胆红素431 μmol/L,直接胆红素320 μmol/L,

GPT 441 U/L，PT 15.1 秒，INR 1.25，异常凝血酶原 42 345 mAU/ml，AFP 2.4 μg/L，CEA 2.3 μg/L，CA199 78.4 U/L，CA125 51.3 U/L。乙肝二对半：HBcAb 阳性，其余阴性。丙肝、梅毒、HIV 抗体均阴性。

为减轻黄疸，于 2016 年 4 月 14 日行 ERCP 术，术中见肝外胆管正常，肝门部胆管呈细线样狭窄，长度约 3 cm，累及肝总管及左、右肝内胆管，右前支与右后支不交通，右前支抽得脓性胆汁 3 ml，右后支抽得淡黄色胆汁 5 ml，末梢胆管轻度扩张，左侧肝内胆管未显影（图 18-2）。考虑胆管条件差、引流范围小，支架引流效果差且术后胆管炎发生率高，遂留置鼻胆管于右侧肝内胆管。ERCP 诊断：肝门部胆管狭窄，性质待定；化脓性胆管炎。术后患者出现持续性腹痛，伴血淀粉酶明显增高（1 704 U/L），考虑术后并发急性胰腺炎，经积极抑酸、抑酶、抗感染以及口服清胰汤治疗后好转。术后第 4 天患者开始出现发热，体温波动于 39～40 ℃，血培养提示为乌尔辛不动杆菌，对氨曲南耐药，其余敏感。后经积极抗感染治疗后体温得到控制。

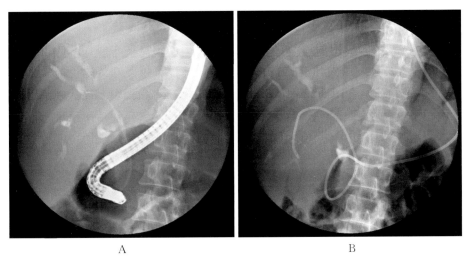

图 18-2　A. 肝门部胆管呈细线样狭窄，累及肝总管及左、右肝内胆管，右前支与右后支尚不交通；B. 留置鼻胆管于右侧肝内胆管。

术后患者胆汁引流量 100～300 ml/d，总胆红素逐步降至 244 μmol/L。院内专家会诊考虑患者系泡性肝包虫病，侵犯肝门部及肝内胆管，由于病灶巨大，占据中肝叶，肝内胆管 2 级分支已受侵，有严重黄疸，手术切除风险极大、效果差，建议保守治疗。

【讨论】

肝包虫病主要流行于牧区，我国集中在青海、西藏、新疆、内蒙古四个省（自治区），东北、华北、华东、华中以及华南地区非常少见。肝包虫病分为两类：囊性包虫病和泡性包虫病，分别由为细粒棘球绦虫和多房棘球绦虫致病。前者的中间宿主为羊，犬类食用羊肝成为终末宿主，人类接触病犬粪便或皮毛后得病。后者的中间宿主为啮齿类动物，终宿主为狐狸、狼、人类常常是处理它们的皮毛时被感染,成为非适宜中间宿主。

囊性包虫病可发生于人体几乎所有器官,最多见的部位是肝(占 69.9%),多在右叶,肺(19.3%)次之,此外是腹腔(3%)以及原发在肝再向其他器官转移(5.3%)。棘球蚴在体内发育后形成囊状结构,对人体的危害以机械损害为主,严重程度取决于棘球蚴的体积、数量、寄生时间和部位。而泡性包虫病几乎 100% 原发于肝脏,在肝实质内呈弥漫性浸润生长,形成巨大实性肿块,与肝癌较难鉴别,对肝组织的破坏特别严重,可引起肝功能衰竭而导致昏迷,或引起门静脉高压,导致消化道出血。泡性包虫病发展更加险恶,病死率较高,也被称作"恶性包虫病"。泡性包虫病出现胆道侵犯的比例约为 10%,距初次诊断的平均时间为3.7 年。

囊性包虫病的基本影像学表现为囊肿,可有子囊征象、囊膜剥离征象是其特征性改变(图 18-3)。而泡性包虫病的一般表现为不均质的实质性肿块,不强化,少数可见小囊泡、钙化以及肝质边缘收缩凹陷等特征性改变(图 18-4)。此外,诊断包虫病还应包括:牧区生活

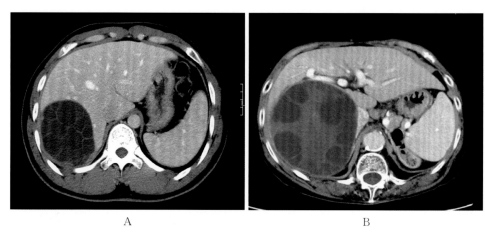

图 18-3　囊性包虫病以子囊征象为其特征性改变,一个巨大囊性病灶内可见多发小的类圆形子囊(A、B)。

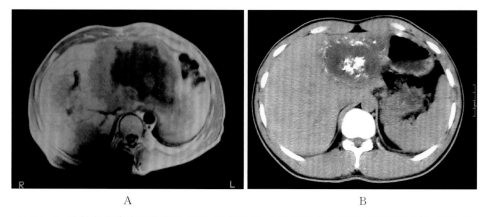

图 18-4　泡性包虫病表现为实性占位,类似肿瘤,也可出现中央区域坏死液化(A),钙化为其特征性改变(B)。

史或犬、狼、狐(皮草)接触史;免疫学试验(皮内试验、间接血凝试验、酶联免疫电泳等);泡性包虫病和肿瘤有时难以鉴别时可行肝穿刺做病理检查。ERCP 不作为常规的诊断方法,仅在胆道系统受侵时应用。

当出现囊肿巨大压迫胆管、泡性包虫侵犯肝门或因内囊破裂子囊落入胆管造成梗阻等情况出现时,可行 ERCP 放置引流或清理胆道内异物来解除胆道梗阻。也有患者因外科手术切除病灶后出现胆管狭窄前来行 ERCP 治疗。笔者中心曾经接收过数例肝包虫病手术后患者,发现肝门部胆管多发狭窄,置入多根塑料支架,支架支撑 1 年后狭窄明显改善,目前已脱离支架(图 18 - 5)。然而泡性包虫病的浸润性较强,引起的胆管狭窄往往十分坚硬,治疗非常困难,难以从根本上消除狭窄,只能做姑息性引流。

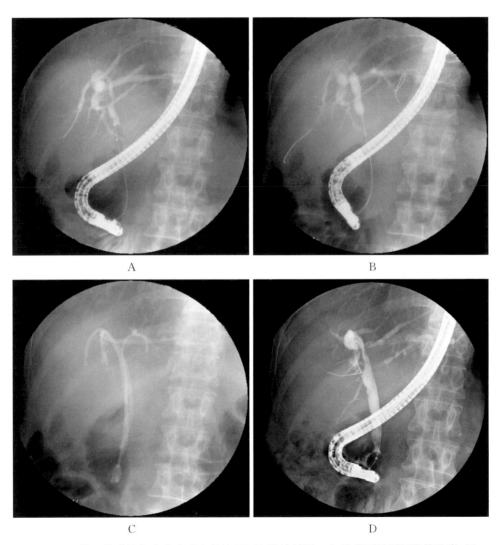

A　　　　　　　　　　B

C　　　　　　　　　　D

图 18 - 5　另一位囊性包虫病术后患者的 ERCP 诊治情况。A. 造影可见肝门胆管狭窄,局部口径约 0.2 cm,长度约 0.5 cm,狭窄局部光滑;B. 予柱状气囊扩张狭窄段;C. 留置 4 根塑料支架支撑狭窄段;D. 术后 1 年取出支架后狭窄改善。

【临床感悟】

肝包虫病分成囊性包虫病和泡性包虫病两种,具有不同的特性,在非高发区较为少见,需要增强对这一疾病的认识。当病变累及胆道系统时,应用 ERCP 技术可以帮助建立胆道引流、疏通管腔内异物、缓解局限性狭窄。

（叶　馨　胡　冰）

【参考文献】

［1］Graeter T，Ehing F，Oeztuerk S，et al. Hepatobiliary complications of alveolar echinococcosis：A long-term follow-up study. World J Gastroenterol，2015，21（16）：4925 - 4932.

［2］Pakala T. Hepatic echinococcal cysts：A review. Journal of Clinical and Translational Hepatology，2016，4：39 - 46.

［3］Dolay K，Akbulut S. Role of endoscopic retrograde cholangiopancreatography in the management of hepatic hydatid disease. World J Gastroenterol，2014，20（41）：15253 - 15261.

［4］米园园，樊静. 肝包虫病的治疗现状及进展. 医学综述，2015，21（18）：3328 - 3330.

［5］韩开南，张其镍. 肝包虫病引起的梗阻性黄疸. 实用放射学杂志，1992，8（9）：528 - 531.

19

一例胆总管下段"占位"病例的内镜诊治

【病史摘要】

　　患者,男性,63岁,因"频繁上腹痛5月余,发热1周"于2014年9月收入我院外科。MRCP示:肝内外胆管扩张,胆总管下段见多发颗粒状低信号充盈缺损,边缘锐利,胆管壁连续光滑;胆囊略大,囊内信号欠均匀,并可见1.0 cm颗粒状充盈缺损;考虑胆总管结石、胆囊结石(图19-1)。CT检查:胆囊略增大,囊壁较均匀增厚,增强后环形强化,平扫胆总管下段管腔内见1.0 cm×0.9 cm环状高密度影(图19-2),考虑胆总管结石、胆囊结石、气肿性胆囊炎。

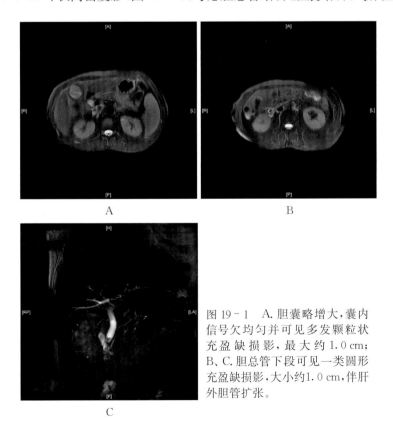

A

B

C

图19-1　A.胆囊略增大,囊内信号欠均匀并可见多发颗粒状充盈缺损影,最大约1.0 cm;B、C.胆总管下段可见一类圆形充盈缺损影,大小约1.0 cm,伴肝外胆管扩张。

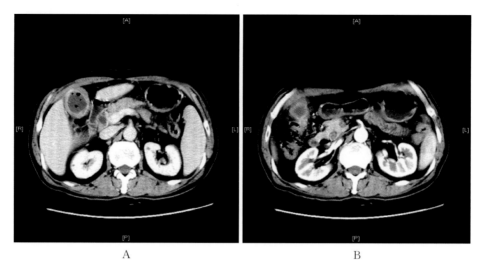

图 19-2 A.胆囊略增大,囊壁较均匀增厚,增强后环形强化,囊内见气泡影,肝外胆管管壁环形强化;B.胆总管下段管腔内见 1.0 cm×0.9 cm 环状高密度影。

2014 年 9 月 18 日于我院行腹部探查手术:胆囊底坏疽穿孔,胆囊及胆总管多发结石,胆囊体与横结肠形成内瘘,遂行胆囊切除、胆总管切开取石、横结肠瘘口修补、胆总管 T 管引流术。术后病理示:黄色肉芽肿性胆囊炎,慢性血吸虫肝病。术后 T 管引流通畅,恢复良好出院。

2014 年 11 月起出现发热,体温波动在 38.5 ℃,伴上腹部疼痛,T 管引流不通畅;行 T 管造影,发现胆总管下段不规则截断,肝内外胆管轻度扩张(图 19-3)。以"胆总管占位?"收入我科。

【诊治过程】

患者入院后完善各项检查:Tbil 19.7 μmol/L, Dbil 12.8 μmol/L, AKP 481 μmol/L, γ-GT 871 μmol/L。MRCP 示:肝内外胆管扩张;肝内胆管内未见明确异常信号影。胆总管中下段内见混杂低信号充盈缺损影(图 19-4)。

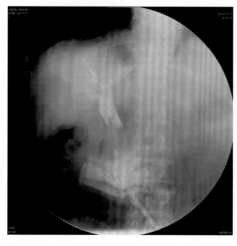

图 19-3 T 管造影示胆总管扩张,胆总管中下段截断,可见充盈缺损影,边界不清,形状不规则,大小约 1.0 cm×1.6 cm。

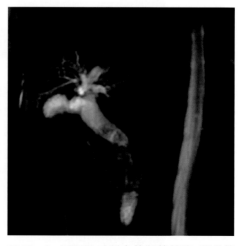

图 19-4 MRCP 示肝内外胆管扩张,胆总管下段可见混杂低信号影,占位可能。

胆总管结石可导致反复胆管炎和胆道梗阻,但该患者刚行手术取石2个月,不可能又产生这么大的结石;胆总管结石的MRCP表现通常为类圆形或菱形充盈缺损,边缘通常较锐利,与该患者的影像表现不吻合。胰头癌也能导致胆总管下段梗阻,但胰头癌通常导致胆管狭窄,但该患者胰腺上未发现明显占位,胆总管并未见明显外压的狭窄或梗阻,故可能性小。根据T管造影及MRCP结果提示胆总管中下段边界不清的充盈缺损,信号欠均,故首先考虑胆总管恶性占位可能,如胆管癌或胆管癌栓。患者近期有反复胆管炎发作史且影像学检查有胆管扩张及胆管占位性病变的可能性,故与患者及家属充分沟通后决定行ERCP诊疗。

2014年11月27日实施ERCP,术中见乳头未见明显异常,胆道造影可见肝内外胆管扩张,最大径约1.4 cm,中下段胆管内见不规则充盈缺损影,大小约1.3 cm×5.2 cm,触之可动、可变形,考虑较松散的结石或胆泥可能性大,但瘤栓不能除外,遂行乳头中切开,用取石篮和球囊取出较多量絮状物,清理后球囊堵塞造影可见肝内外胆管稍扩张,未再见充盈缺损影,留置鼻胆管于肝总管(图19-5)。ERCP诊断为:胆管炎;胆总管絮状物。结合患者既往外科手术史,考虑为术中放置止血棉移位至胆总管所致。

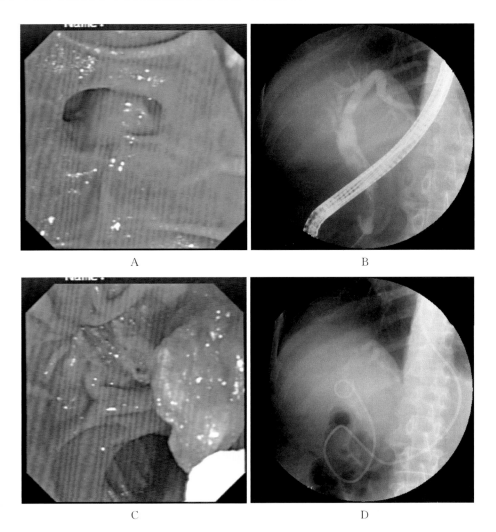

A

B

C

D

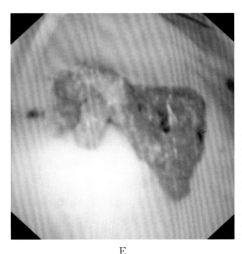

图 19-5　ERCP 术中所见。A. 主乳头呈乳头型,绒毛状开口,位于一憩室下缘,未见异常增大或新生物;B. 胆管造影见胆总管中下段可见不规则充盈缺损影,大小约 1.3 cm×5.2 cm;C. 球囊与取石篮取出较多黄色絮状物;D. 留置鼻胆管于肝总管;E. 取出物呈棉絮状,质软。

E

【讨论】

这是一例胆道手术中放置的可吸收止血棉移位至胆总管的罕见病例,曾考虑为"胆总管结石"和"胆总管肿瘤",经 ERCP 检查,取出未降解的止血棉最终明确诊断。

胆道异物临床比较少见,其发病原因有:①医源性并发症,如腹腔镜胆囊切除术后钛夹迁移至胆总管形成异物,可能原因为胆管损伤、钛夹夹闭位置不当、亚临床胆漏以及感染均可能导致钛夹迁移。亦有研究报道,缝合材料、止血棉、医用胶在胆道术后移位至胆总管。本例患者有胆道手术史并曾放置 T 管引流,术者在术中曾使用可吸收止血棉,结合我们ERCP 术中取出物,考虑止血棉迁移至胆总管形成胆总管异物而导致反复胆管炎发作。ERCP 术导致胆道异物也有报道,如胆道内斑马导丝残端、钛夹等。②经十二指肠乳头逆行性进入胆道的异物。Dias 等报道 1 例 5 岁男孩误食异物,在手术探查十二指肠胆总管时,通过壶腹部取出金属针。③不明原因所致。上述胆道异物多采用 ERCP 取出或外科手术取出。

止血棉在肝脏创面止血、胆道手术后防止胆漏、胃肠手术防止发生吻合口漏等方面有广泛的应用,但使用不当也会带来负面影响。可吸收止血材料主要由可吸收纤维蛋白胶、氧化纤维素、氧化再生纤维素、壳聚糖、α-氰基丙烯酸酯类组织胶、可吸收性明胶海绵和明胶纤维网、微纤维胶原和胶原纤维网、海藻酸钙纤维组成。经过 1 周~1 年时间止血棉通常可以降解并自行吸收。止血棉可通过 T 管周围的窦道口或机体排异进入胆管并不多见。本例患者2014 年于我院行外科手术,手术过程中使用可吸收止血棉用于术中止血,推断可能是止血棉未能充分吸收而经胆总管的"T 管"切口处进入胆总管并积聚成团,引起胆汁排出不畅,而导致胆道梗阻和炎症。若明确胆道异物可通过 T 管窦道经胆道镜取出,也可通过 ERCP 取出。经窦道胆道镜取出异物的优点是可利用已有的窦道,故创伤小,不破坏乳头功能,且费用较低;其缺点在于胆道镜工作通道小,适用器械少,且窦道与胆管的角度较大,有时取出困难,未带 T 管的患者则无法采用。经 ERCP 取异物的优点是十二指肠镜工作通道大,可选器械多,通常一次可完全清除胆管异物,故疗效好,但需破坏乳头括约肌功能,有发生胰腺炎和出血的风险,且费用相对较高。但我科曾遇到数例胆道镜检查发现止血棉移位至胆总管的病例,经胆道镜完全取出异物十分困难,最后均通过 ERCP 才能完全取出异物。

　　本例给我们以下提示:①对于人体来说,止血棉毕竟是异物。术中除非必要,应尽量避免使用;②如果必须使用止血棉,用量不宜过大;③部分降解的止血棉在 B 超和 CT、MRCP 影像学检查中,虽然都表现为胆道梗阻,但其密度通常较结石低,但又较肿瘤组织高,这有助于明确诊断;④ERCP 或 T 管造影通常表现为胆道内不规则占位,既不像胆管癌呈横断或鼠尾样改变,又不像结石呈现轮廓清晰的负影。对有胆道手术史患者在术后短期内发现胆管不规则占充盈缺损影时,应将胆道异物纳入鉴别诊断。

【临床感悟】

● 对于人体来说,止血棉毕竟是异物,手术中除非必要,应尽量避免使用,并应控制用量;在胆管切口附近尽量避免使用止血棉。

● 对有胆道手术史患者,在术后短期内发现胆管不明充盈缺损影时,其鉴别诊断应考虑到胆道异物。

(范婷婷　高道键)

【参考文献】

[1] Gonzalez FJ, Dominguez E, Lede A, et al. Migration of vessel clip into the common bile duct and late formation of choledocholithiasis after laparoscopic cholecystectomy [J]. AbstractSend to Am J Surg, 2011,202(4): e41 - 3.

[2] Ghavidel A. Migration of clips after laparoscopic cholecystectomy: a case report and literature review [J]. Middle East J Dig Dis, 2015,7(1):45 - 49.

[3] Dias R, Dharmaratne P. Ingested foreign body in the common bile duct [J]. AbstractSend to J Indian Assoc Pediatr Surg, 2012,17(1):31 - 32.

20

一例门脉高压性胆病引起的
ERCP 术中胆管内出血

【病史摘要】

患者，男性 70 岁，因"反复右上腹痛"1 年余，影像学检查提示肝内外胆管结石(图 20 - 1)收入我院。患者有"血吸虫性肝硬化"，有多次腹部手术史，包括胆囊切除术、胆道探查取石术和脾脏切除术，无高血压、冠心病病史。

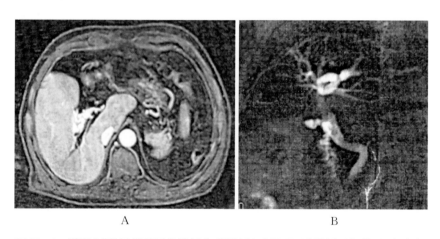

A   B

图 20-1　增强 MRI 示肝门区静脉扭曲成团(A)，MRCP 示肝门区胆管显示不清，肝外胆管结石(B)。

【诊治过程】

患者入院后查体无明显阳性体征，实验室检查大致正常，无明显手术禁忌，遂在全麻下行 ERCP 取石术。十二指肠镜进镜时食管可见轻度静脉曲张，无红色征，胃底及十二指肠球部未见静脉曲张(图 20 - 2)。常规十二指肠乳头插管后，胆管造影示肝门部胆管狭窄，为避免出现胆管炎未加压造影，仅显影部分肝内胆管，未见其扩张及充盈缺损；胆总管内可见 1 枚

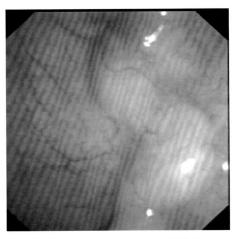

图 20-2　侧视镜见食管静脉曲张。

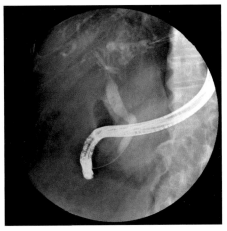

图 20-3　胆管造影示肝门部胆管狭窄,胆总管结石。

大小约 0.4 cm×0.8 cm 充盈缺损影(图 20-3)。胆管造影结果与术前 MRCP 大致相同。沿胆管轴向行乳头中切开后,用取石篮顺利取出 1 枚胆总管结石。至此,乳头切缘无出血。

　　自肝门区胆管狭窄段下缘,用球形气囊行常规肝外胆管清扫,气囊拖拽有阻力。略施力后气囊突然自胆管狭窄下缘滑至胆总管中段。此时,乳头口见大量暗红色血性液流出,伴有血凝块(图 20-4)。考虑胆道内出血,可能与球囊拖拽胆管狭窄区域引起损伤有关。遂超选导丝至右侧肝管,并在导丝引导下插入直径 8 mm 的柱状气囊压迫肝门区胆管止血 5 分钟(图 20-5),退出柱状气囊后再观察 5 分钟,乳头口未再有血性胆汁流出。留置鼻胆管于右肝内胆管(图 20-6),结束操作。术后予常规止血、抗炎治疗,术后 3 天鼻胆管内均无血性胆汁引出,遂在 X 线监控下,插入导丝使鼻胆管前端扳直,小心拔除鼻胆管。过程尚顺利,后无呕血、黑便等不适,按期出院。

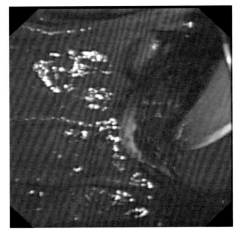

图 20-4　乳头口见大量血性胆汁及血凝块涌出。

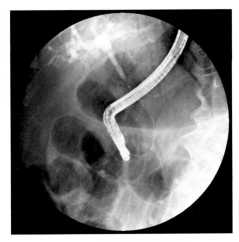

图 20-5　柱状气囊压迫止血。

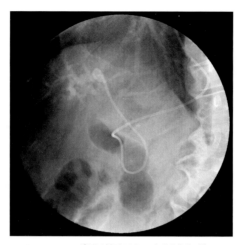

图 20-6 鼻胆管留置于右肝内胆管。

【讨论】

门脉高压性胆病(portal cavernoma cholangiopathy，PCC)是继发于肝外门静脉梗阻(extra-hepatic portal venous obstruction，EHPVO)的一种肝外胆管病变，可累及Ⅰ级或Ⅱ级肝内胆管，出现有或无症状的胆管形态学改变，可以伴胆汁淤积症状(胆管结石、胆管炎)。门静脉血栓形成是 EHPVO 的重要病因和发病机制。腹腔化脓性感染及创伤、急慢性胰腺炎、肝癌及其他肿瘤浸润等可以直接损伤门静脉而促进门静脉血栓的形成，败血症、遗传性天然抗凝物质的缺乏也可间接促使门静脉血栓的形成。结合病史及 ERCP 造影表现，诊断本例患者为血吸虫性肝病所致的门脉高压性胆病。

Saint 网状静脉丛和 Petren 静脉丛是环绕于肝外胆管的两大静脉丛，来源于胃结肠静脉分支，胰十二指肠静脉，肠系膜上静脉的分支，胃左、右静脉，门静脉左支，汇入胆囊静脉或直接入肝。当 EHPVO 发生后，这些静脉丛可以穿透胆总管壁，既可以成为胆管上皮下静脉，也可以游离在胆总管腔内，成为胆总管内静脉(intracholedochal varices，ICDVs)。在 ERCP 取石过程中，胆管上皮下静脉或 ICDVs 破裂将导致胆道急性出血。

PCC 的胆管造影或胆道成像可以表现为指状压迹、锯齿状压迹、不规则的胆管轮廓、胆管狭窄、上游胆管扩张、充盈缺损、胆管成角、囊状扩张等表现(图 20-7)。术前增强 CT 或增强 MR(contrast enhanced MR，CEMR)检查常可发现肝门区的曲张扭曲静脉团。门静脉造影术可以发现门静脉与腔静脉间的侧支循环形成及其严重程度。腹部超声或超声内镜可揭示胆道阻塞的病因，当其他影像学检查无阳性发现时，可以通过超声内镜检查来规避高风险的 PCC 患者。

根据病变累及的胆管范围，可将 PCC 的影像表现分为Ⅳ型：Ⅰ型：病变仅累及肝外胆管；Ⅱ型：仅肝内胆管受累；Ⅲ型：同时累及肝外和一侧(左或右)肝内胆管；Ⅳ型：肝外胆管和

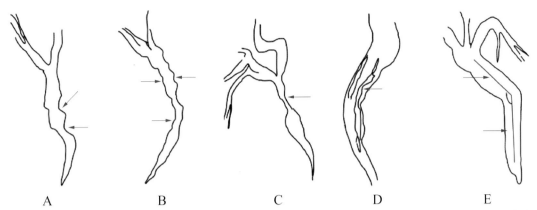

图 20-7　A.指状压迹;B.锯齿状压迹;C.狭窄和上游胆管扩张;D.胆管内条索状充盈缺损;E.胆管成角,测量沿着胆管的纵轴,值越小成角越大。

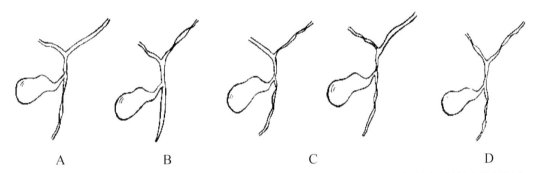

图 20-8　Ⅰ型:病变仅累及肝外胆管(A);Ⅱ型:仅肝内胆管受累(B);Ⅲ型:同时累及肝外和单侧肝内胆管(C);Ⅳ型:肝外胆管和两侧肝内胆管同时受累(D)。

两侧肝内胆管同时受累(图 20-8)。

　　PCC 患者 ERCP 术中胆道出血可以发生于取石操作或胆道支架拔除过程当中,一旦发生,出血往往较凶猛,需要内镜下紧急止血。直接在出血区域冲洗肾上腺素盐水可以减少出血,但在大量出血时准确判断出血部位非常困难。静脉滴注硝酸甘油或特利加压素可以降低心脏前后负荷从而达到降压、止血目的。全覆膜自膨式胆道金属支架(fully covered self-expandable metal biliary stent,FCSEMS)也被成功运用于出血部位位于肝外胆管的急性出血病例当中,但要警惕胆囊炎的发生。在本例患者中,我们采用了 8 mm 柱状气囊局部压迫的方法止血,将柱状气囊置于出血部位后,根据胆管的直径选择适当压力,维持 5 分钟,撤去柱状气囊后,还需观察片刻,可以用冰肾上腺素盐水冲洗胆管,确认无活动性出血后才可结束操作。

　　为避免术后血凝块堵塞胆管引起胆管炎,常常会留置鼻胆管保证充分的胆道引流。在鼻胆管的选择上,可以选择直头的或猪尾型的鼻胆管,鼻胆管头端应留置在问题区域近侧端的肝内胆管内。如果该区域的胆管较为宽大,更倾向于留置猪尾型鼻胆管,可以使鼻胆管位置相对稳定。当术后 3 天鼻胆管内均可引出棕黄色清亮胆汁,患者未出现胆道感染症状时,可考虑拔管。建议在 X 线监控下轻轻拔除鼻胆管。对于猪尾型鼻胆管,则需要再插入导丝至肝内胆管,解除鼻胆管头端弯曲结构后再予拔除。

合并门脉高压症的患者,均应考虑门脉高压性胆病的可能。MRCP 和门静脉造影可帮助 PCC 诊断的确立。需要行治疗性 ERCP 的 PCC 患者,术前可先行 EUS 检查规避高风险患者。在 ERCP 操作时,切忌暴力操作撕裂胆管腔内血管。根据胆管直径选择合适直径的取石球囊,避免用过大直径的球囊拖拽胆管。简化操作流程,结石取出后尽早结束内镜操作。

【临床感悟】

- PCC 是继发于 EHPVO 的一种肝外胆管病变,在胆管内和胆管上皮下形成静脉曲张。MRA、门静脉造影术以及超声内镜检查可以帮助诊断 PCC。
- PCC 是发生胆道大出血的潜在原因,在实施 ERCP 时应格外小心,避免暴力操作;一旦发生出血可以采用柱状气囊和自膨式覆膜支架行局部压迫止血。

（王田田　胡　冰）

【参考文献】

[1] Bhatia V. Endoscopic retrograde cholangiography in portal cavernoma cholangiopathy-results from different studies and proposal for uniform terminology [J]. J Clin Exp Hepatol，2014,4:S37 - 43.

[2] Sharma M，Babu CS，Dhiman RK，et al. Induced hypotension in the management of acute hemobilia during therapeutic ERCP in a patient with portal biliopathy（with videos）[J]. Gastrointest Endosc，2010,72:1317.

[3] Kalra N，Shankar S，Khandelwal N. Imaging of Portal cavernoma cholangiopathy [J]. Journal of Clinical and Experimental Hepatology，2014,4: S44 - S52.

[4] Franceschet I，Zanetto A，Ferrarese A，et al. Therapeutic approaches for portal biliopathy：A systematic review [J]. World J Gastroenterol，2015,22:9909 - 9920.

[5] Chandra R，Kapoor D，Tharakan A，et al. Portal biliopathy [J]. Journal of Gastroenterology and Hepatology，2001,16:1086 - 1092.

[6] Ponnusamy RP，Sharma M. Is balloon sweeping detrimental in portal biliopathy? A report of 3 cases [J]. Gastrointest Endosc，2010,71:125

[7] Goenka MK，Harwani Y，Rai V，et al. Fully covered self-expandable metal biliary stent for hemobilia caused by portal biliopathy [J]. Gastrointest Endosc，2014,80:1175.

21

一例特发性血小板减少症患者的 ERCP 历程

【病史摘要】

患者,女性,67 岁,因"反复上腹痛 1 年余"于 2016 年 4 月 26 日入院。MRCP 提示胆总管结石(0.6 cm),慢性结石性胆囊炎。既往患"特发血小板减少症"10 年,曾接受激素治疗及静脉用丙种球蛋白冲击治疗,但疗效欠佳。平时血小板维持在 50×10^9/L 左右,无鼻出血、牙龈出血,但偶有双下肢无瘀点、瘀斑。为取出胆总管结石收住入院。

【诊治过程】

入院查体:皮肤、巩膜无黄染,无贫血貌,心肺听诊未及明显异常,腹部平坦,无明显压痛及反跳痛,Murphy 征阴性。患者入院后完善检查:WBC 3.97×10^9/L, N 67.5%, Hb 126 g/L, Plt 47×10^9/L, MPV 13.3 fl;PT 10.6 s,INR 0.88,纤维蛋白原 3.36(2~4)/L,D-二聚体 0.44 μg/L,纤维蛋白降解产物 1.0 μg/L;肝肾功能正常。于 2016 年 4 月 27 日行 ERCP 下胆总管取石治疗,术中见:乳头旁可见巨大憩室,胆管造影显示肝外胆管扩张,最大径约 1.4 cm,其内可见两枚类圆形充盈缺损影,最大约 0.4 cm × 0.4 cm,行乳头中切开,取石篮及气囊完整取出 2 枚结石,十二指肠乳头局部黏膜下注射少量冰肾上腺素盐水,观察局部无活动性出血后留置鼻胆管于肝总管(图 21-1)。

术后患者无腹痛、呕吐等不适。但术后 24 小时鼻胆引流管中发现新鲜血性液体,考虑 EST 术后创面迟发出血可能,追问病史诉几日前出现双下肢紫癜,体检发现双下肢可见散在暗红色紫癜,给予 PPI 抑酸、生长抑素降低门脉压力及补液治疗。并行急诊内镜检查,术中见十二指肠有较多新鲜血迹和血凝块,乳头口可见血凝块,并可见渗血,反复用冰肾水冲洗,仍可见活动性渗血,但因出血较多,视野欠清,未见明确出血点。遂使用柱状气囊压迫乳头开口 5 分钟,可见乳头口渗血减少,考虑出血在乳头开口处,压迫止血可能有效,遂置入一根 10 mm × 60 mm 全覆膜金属胆道内支架,近端位于胆总管中段,远端位于乳头外,用于压迫止血。但反复冲洗后仍可见少许渗血,考虑需行血管介入止血,故在十二指肠乳头切缘左侧

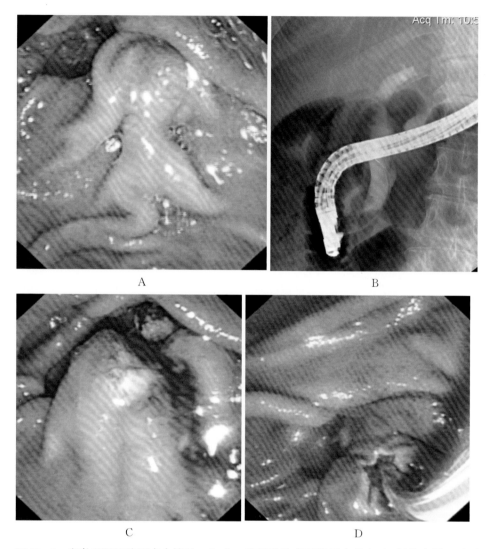

图 21-1　患者 ERCP 取石术中情况。A. 十二指肠乳头旁可见巨大憩室；B. 胆管造影显示肝外胆管扩张，其内见 2 枚类圆形充盈缺损影；C. 切开乳头括约肌过程中未见明显出血；D. 顺利取出结石后，十二指肠乳头局部黏膜下注射少量冰肾上腺素盐水，观察无活动性出血。

放置 1 枚金属止血夹，用于 DSA 止血时有助于定位（图 21-2）。急诊 DSA 血管造影中，经腹腔动脉和肠系膜上动脉造影均未见明显活动性出血点，于迷走肝右动脉注入 350～560 μm 明胶海绵颗粒 1/5 瓶（图 21-3）。术后再予输注血小板支持治疗，患者术后生命体征平稳，2～3 天黑便一次，复查血红蛋白、血小板相对平稳，此后大便转黄，考虑出血已止，于 10 天后再次行 ERCP 术拔除金属支架，术中见金属支架在位，支架腔通畅，可见胆汁流出，十二指肠乳头开口处未见活动性出血，用圈套器顺利取出金属支架，反复观察乳头开口处未见活动性出血（图 21-4）。术后复查血常规：白细胞 5.48×10^9/L，Hb 117 g/L，Plt 90×10^9/L，病情平稳予出院。

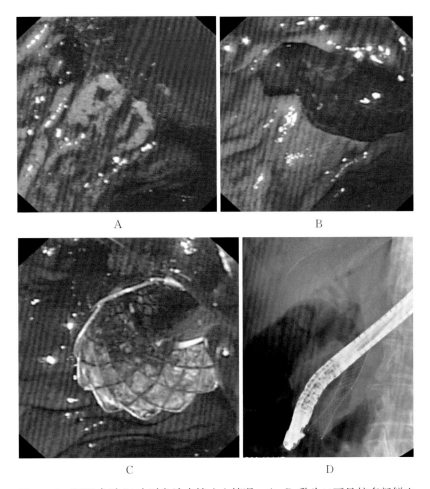

图 21-2 EST 术后 24 小时急诊内镜止血情况。A、B.乳头口可见较多新鲜血迹和血凝块,视野不清,乳头位于憩室内;C.置入一根 10 mm×60 mm 全覆膜金属支架,近端位于胆总管中段,远端位于乳头外;D.观察 10 分钟,仍可见少量活动性渗血。

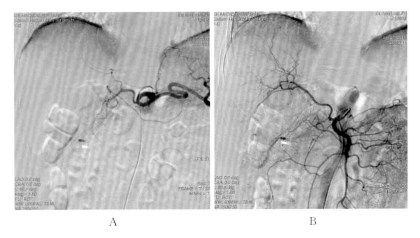

图 21-3 急诊 DSA 术中止血情况。穿刺右侧股动脉,选择性腹腔动脉、肠系膜上动脉造影未见明显出血点,超选迷走肝右动脉明胶海绵栓塞。

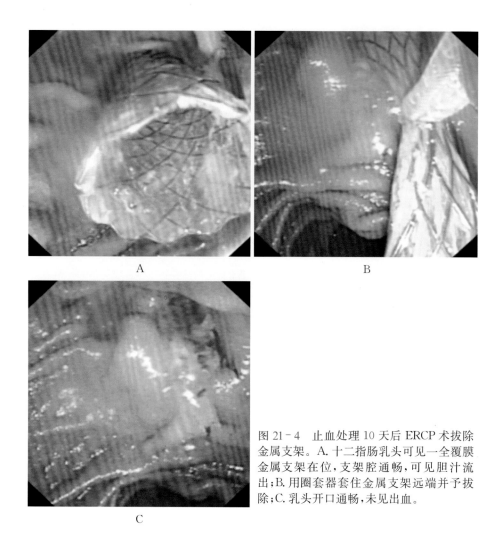

图 21-4　止血处理 10 天后 ERCP 术拔除金属支架。A. 十二指肠乳头可见一全覆膜金属支架在位,支架腔通畅,可见胆汁流出;B. 用圈套器套住金属支架远端并予拔除;C. 乳头开口通畅,未见出血。

【讨论】

这是一例合并有特发性血小板减少(ITP)的胆总管结石病例,对于这类病例,血小板计数$>50 \times 10^9$/L 时,出血风险较低,而当血小板计数$<(10 \sim 20) \times 10^9$/L,出血风险大为提高。该例患者虽有长期 ITP 病史,但病情控制平稳,血小板计数及凝血功能均较稳定,该例病人 ERCP 术后出现出血,为我们今后处理类似情况提出了新的课题:ERCP 患者的血小板安全阈值是多少? ERCP 术中如何选择更安全的治疗方法:是括约肌切开(EST)、乳头气囊扩张(EPBD)、还是单纯胆管支架治疗?

目前,国际上尚未明确确立适合行内镜操作或手术的有关凝血功能、血小板减少以及有关实验室检测的安全阈值。我国 ERCP 诊治指南(2010 年)指出:拟行 EST 的患者术前必须行血小板计数、凝血酶原时间(PT)或国际标准化比值(INR)检测,检查时间不宜超过 ERCP前 72 小时,指标异常可能增加 EST 后出血的风险,应予以纠正后实施;长期抗凝治疗的患者,在行 EST 前应考虑调整有关药物,如服用阿司匹林、非甾类抗炎药(NSAID)者,应停药5~7 天;服用其他抗血小板凝聚药物(如 clopidogrel、ticlopidine),应停药 7~10 天;服用华法林者,可改用低分子肝素或普通肝素;内镜治疗后再酌情恢复。对于术前出凝血功能明显异常的病例,可以给予预防性措施,例如血小板输注 1~8 U[至少(50~70)×108/kg],重组Ⅷα因子(90 μg/kg),必要时重复,氨甲环酸 30 mg/kg,去氨加压素,局部止血措施等。

　　该例 ITP 病人,术前时有双下肢紫癜,考虑存在病情活动可能,但我们在体检仅对专科相关体征时行检查,而未对其他情况进行仔细、全面的体检,故未能及时发现患者可能存在 ITP 活动,未对 ITP 进行充分评估后即匆忙行 ERCP 而在术后发生乳头创面出血。EPBD 取石术可避免切开乳头括约肌,该病例为胆总管内小结石,采用 EPBD 的方式可能降低出血风险,该病例可能更适合 EPBD 取石。如遇到巨大结石,同时不适合 EST 病例,还可以选择胆管塑料支架置入术以缓解反复胆管炎症状,待情况允许时二期再行取石治疗。所以,我们应该吸取经验教训:在合并其他基础疾病的 ERCP 病人,需要充分评估基础疾病,分析 ERCP 手术存在的风险,充分做好基础疾病的治疗工作,选择合理的治疗方案,在充分术前准备后行 ERCP 术。

　　对于 ITP 病人 ERCP 术后出血的处理,美国血液学会 ITP 指南提出应急处理方案:输注血小板＋丙种球蛋白(1 g/kg),同时应用重组Ⅷα因子与抗纤溶蛋白药物(氨基己酸和凝血酸)。我国血液专家也提出了急症处理的意见:紧急输注血小板,大剂量输注静脉丙种球蛋白(0.4~1 g/kg),使用氨基己酸(需注意血栓并发症)及应用大剂量甲泼尼龙(30 mg/kg·d)。

　　该例患者,ERCP 术后出现消化道出血,在给予常规抑酸、降门脉压力、输注血小板治疗的同时,行急诊内镜下止血治疗。常规的内镜下止血方法有:黏膜下注射、止血夹止血、球囊压迫止血,该病例急诊 ERCP 时在切缘未发现明确出血点,仅见乳头口大量渗血,故无法应用止血夹止血。用柱状气囊压迫乳头口时发现渗血减少,考虑胆管近乳头口切口内侧缘出血,故置入一胆道全覆膜金属支架进行压迫止血。置入支架后出血减少但未完全停止,考虑仍有活动性出血,不排除动脉出血可能,故拟行 DSA 协助诊断,并可对可能的出血支进行选择性栓塞。为方便介入医生血管造影时定位,我们在乳头口边缘放置一枚金属钛夹,以备 DSA 术中定位用。术在未见明确出血点,但仍对迷走肝右动脉注入 350~560 μm 明胶海绵颗粒进行栓塞,同时输注血小板,最终成功止血。

【临床感悟】

- ERCP 术前应完整了解病史,对基础疾病及其可能带来的风险应做全面仔细的评估。
- 术后密切关注鼻胆管引流情况,在出现呕血、黑便以及生命体征变化之前,可通过观察到鼻胆管引流血性液体而及时发现胆道系统的出血,为止血治疗赢得时机。
- 对于有严重凝血性疾病的患者,ERCP 术后一旦发生出血,在常规内镜止血方法无效、EST 切口内侧出血、考虑胆管内出血并且胆总管直径＜1 cm 时可以选择放置胆道覆膜金属支架止血治疗。

（王唯一　胡　冰）

【参考文献】

［1］ Tosetto A. Management of bleeding and of invasive procedures in patients with platelet disorders and/or thrombocytopenia：Guidelines of the Italian Society for Haemostasis and Thrombosis（SISET）［J］. Thrombosis Research，2009,124：e13－e18.

［2］ ASGE Standards of Practice Committee. Routine laboratory testing before endoscopic procedures ［J］. Gastrointest Endosc，2014,80(1):28－33.

［3］ 中华医学会消化内镜分会 ERCP 学组. ERCP 诊治指南［J］. 中华消化内镜杂志,2010,27(3):113－118.

［4］ Neunert C. The American Society of Hematology 2011 evidence-based practice guideline for immune thrombocytopenia，2011,117(16):4190－4207.

［5］ 周泽平,杨仁池.再谈特发性血小板减少性紫癜的规范化诊治［J］.国际输血及血液学杂志,2010,(2)：100－102.

22

十二指肠穿孔的内镜处理

【病史摘要】

女性,患者,69 岁,因"中上腹隐痛 1 个月,皮肤、巩膜黄染 20 天"于 2009 年 7 月 14 日入院。查体:神志清,精神可,皮肤、巩膜明显黄染,心肺听诊未及明显异常,腹部平坦,无明显压痛反跳痛,Murphy 征阴性。辅助检查:MRCP(2009 年 6 月 17 日,本院):肝内外胆管扩张,胰管扩张;腹部 CT(2009 年 7 月 15 日,本院):胰头钩突部占位。入院诊断:胰头癌。

【诊治过程】

完善各项检查后于 2009 年 7 月 20 日行 ERCP 术,术中发现十二指肠主乳头位于其下角部,内镜拉直时容易滑脱,在固定内镜前端弯曲部再次拉直内镜时,发现十二指肠降部乳头上方外侧肠壁有一破口,可见黄色疏松组织结构,肠壁黏膜有少量出血,透视下见后腹膜右肾周围有异常气体影,考虑十二指肠降段穿孔(图 22 - 1)。

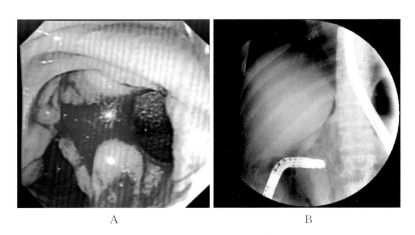

A   B

图 22 - 1 十二指肠镜下发现穿孔。A. 十二指肠降部乳头上方外侧肠壁有一破口伴有渗血;B. 透视下见右侧肾周异常气体影。

　　遂更换前视型胃镜,采用金属止血夹4枚封闭肠壁破口,在透视下经导丝置入一根鼻胃管至十二指肠降段进行引流(图22-2)。术后给予禁食、胃肠减压、抑酶、抑酸、预防性抗感染、静脉营养支持治疗,并在B超引导下完成经皮经肝穿刺置管引流(PTCD)以改善梗阻性黄疸。经保守治疗,患者生命体征始终平稳,无腹膜刺激征和感染征象,复查血象无明显异常,1周后逐步恢复经口饮食。

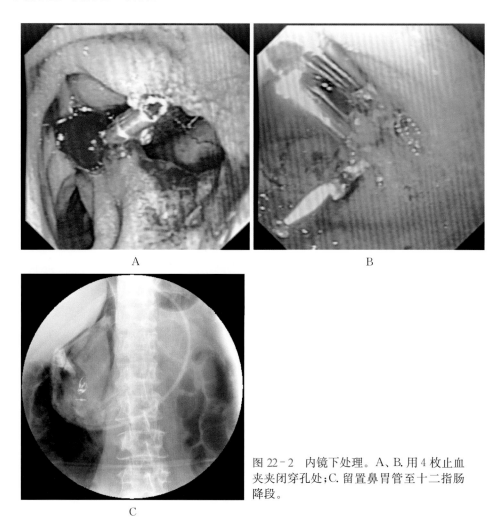

图22-2　内镜下处理。A、B.用4枚止血夹夹闭穿孔处;C.留置鼻胃管至十二指肠降段。

【讨论】

　　ERCP相关十二指肠穿孔的发生率在0.4%~0.6%,严重者可导致死亡。根据穿孔的部位,ERCP相关十二指肠穿孔可分类为4型:Ⅰ型:由内镜直接引起的十二指肠壁穿孔;Ⅱ型:由EST或EPBD引起的乳头周围穿孔;Ⅲ型:由导丝或网篮等附件引起的胆道穿孔;Ⅳ型:由于肠管高气压引起的孤立性后腹膜积气(图22-3)。在ERCP引起的十二指肠穿孔中,EST导致的占41%,内镜直接造成的占26%,导丝占15%,胆管扩张占3%,ERCP辅助器械占

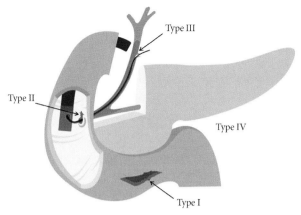

图 22-3　十二指肠穿孔分型。

4%,内支架引起的占 2%。明确的危险因素有老年患者和较长时间的操作;外科手术改道、有十二指肠穿孔病史、胆管狭窄扩张、Oddi 括约肌功能异常也是引起十二指肠穿孔的特殊危险因素。该例穿孔病例是十二指肠镜进镜至十二指肠乳头过程中,由于在视野不清的情况下取直镜身时拉镜过快,十二指肠镜头端直接穿透十二指肠乳头旁肠壁,导致肠壁穿孔。该病例提醒我们十二指肠镜下操作应该仔细轻柔,需要在视野清晰情况下操作,避免暴力性操作。

随着内镜技术及外科技术的发展,十二指肠穿孔的预后明显改善。良好的疗效取决于及时的诊断和根据穿孔类型选择合理的治疗方案。在 ERCP 术中,内镜下图像配合 X 线下影像及时发现十二指肠穿孔对于改善预后非常重要。近年来,采用内镜下封闭穿孔治疗成功率已达到 88%。内镜下治疗已经成为医源性消化道穿孔治疗的推荐方案,穿孔 12 小时以内以及超过 12 小时但没有明显腹膜炎的病例都可以首先考虑内镜下修补穿孔。对于直径小于 10 mm 的十二指肠壁穿孔可以通过单腔道内镜下止血夹修补成功,如直径大于 20 mm,可以选择使用止血夹加圈套器、荷包缝合器、套扎器、纤维蛋白胶帮助封闭穿孔。配合术后禁食、胃肠减压、抑酶、抑酸、抗感染、补液支持治疗,可达到较理想的疗效。如若内镜下封闭穿孔失败、保守治疗过程中病情恶化、出现腹膜炎、败血症,均是外科治疗的指征。

本病例在十二指肠操作过程中出现了穿孔,结合内镜和 X 线下情况当即明确穿孔,及时应用内镜下金属夹修补封闭穿孔,并放置胃肠减压管,配合术后的系列措施,未出现感染、肠瘘等严重并发症,避免了外科手术带来的巨大创伤。

【临床感悟】

● 内镜在十二指肠内的操作需要十分仔细、精确和轻柔,应该在视野十分清晰情况下进镜和取直内镜,避免暴力性操作。

● 术中及时发现穿孔,给予可靠的修补,同时结合胃肠减压、胆道引流、营养支持等系列措施,有望有效治愈穿孔,避免外科手术。

（王唯一　胡　冰）

【参考文献】

[1] Machado NO. Management of duodenal perforation post-endoscopic retrograde cholangiopancreatography: when and whom to operate and what factors determine the outcome? A review article [J]. JOP, 2012, 13:18 - 25.

[2] Paspatis GA, Dumonceau JM, Barthet M, et al. Diagnosis and management of iatrogenic endoscopic perforations: European Society of Gastrointestinal Endoscopy (ESGE) Position Statement [J]. Endoscopy, 2014,46:693 - 711.

[3] Andriulli A, Loperfido S, Napolitano G, et al. Incidence rates of post-ERCP complications: a systematic survey of prospective studies [J]. Am J Gastroenterol, 2007,102:1781 - 1788.

[4] Vezakis A, Fragulidis G, Polydorou A. Endoscopic retrograde cholangiopancreatography-related perforations: diagnosis and management [J]. World J Gastrointest Endosc, 2015,7:1135 - 1141.

[5] Enns R, Eloubeidi MA, Mergener K, et al. ERCP-related perforations: risk factors and management [J]. Endoscopy, 2002,34:293 - 298.

[6] Stapfer M, Selby RR, Stain SC, et al. Management of duodenal perforation after endoscopic retrograde cholangiopancreatography and sphincterotomy [J]. Ann Surg, 2000,232:191 - 198.

[7] Freeman ML, Nelson DB, Sherman S, et al. Complications of endoscopic biliary sphincterotomy [J]. N Engl J Med, 1996,335:909 - 918.

[8] Wu HM, Dixon E, May GR, et al. Management of perforation after endoscopic retrograde cholangiopancreatography (ERCP): a population-based review [J]. HPB (Oxford), 2006,8:393 - 399.

[9] Motomura Y, Akahoshi K, Gibo J, et al. Immediate detection of endoscopic retrograde cholangiopancreatography-related periampullary perforation: fluoroscopy or endoscopy? [J]. World J Gastroenterol, 2014,20:15797 - 15804.

[10] Verlaan T, Voermans RP, van Berge Henegouwen MI, et al. Endoscopic closure of acute perforations of the GI tract: a systematic review of the literature [J]. Gastrointest Endosc, 2015,82:618 - 628.

[11] Mangiavillano B, Viaggi P, Masci E. Endoscopic closure of acute iatrogenic perforations during diagnostic and therapeutic endoscopy in the gastrointestinal tract using metallic clips: a literature review [J]. J Dig Dis, 2010,11:12 - 18.

[12] Nakagawa Y, Nagai T, Soma W, et al. Endoscopic closure of a large ERCP-related lateral duodenal perforation by using endoloops and endoclips [J]. Gastrointest Endosc, 2010,72:216 - 217.

[13] Li Q, Ji J, Wang F, et al. ERCP-induced duodenal perforation successfully treated with endoscopic purse-string suture: a case report [J]. Oncotarget, 2015,6:17847 - 17850.

[14] Li Y, Han Z, Zhang W, et al. Successful closure of lateral duodenal perforation by endoscopic band ligation after endoscopic clipping failure [J]. Am J Gastroenterol, 2014,109:293 - 295.

[15] Yang HY, Chen JH. Endoscopic fibrin sealant closure of duodenal perforation after endoscopic retrograde cholangiopancreatography [J]. World J Gastroenterol, 2015,21:12976 - 12980.

[16] Alfieri S, Rosa F, Cina C, et al. Management of duodeno-pancreato-biliaryperforations after ERCP: outcomes from an Italian tertiary referral center [J]. Surg Endosc, 2013,27:2005 - 2012.

23

一例 ERCP 术后十二指肠血肿的处理

【病史摘要】

患者,男性,48 岁,因"胆总管结石"来我院就诊;既往有腹腔镜胆囊切除史,高血压病史 5 年,血压控制可,未服用阿司匹林等药物。术前常规检查无明显禁忌,于 2011 年 6 月 27 日行 ERCP 取石术,术中胆管造影显示:胆总管下段可见 2 枚结石,最大约 0.4 cm×0.3 cm。行乳头括约肌小切开,采用取石球囊顺利取出结石,乳头切缘无明显出血,留置鼻胆管于右肝管行短期引流(图 23 - 1)。

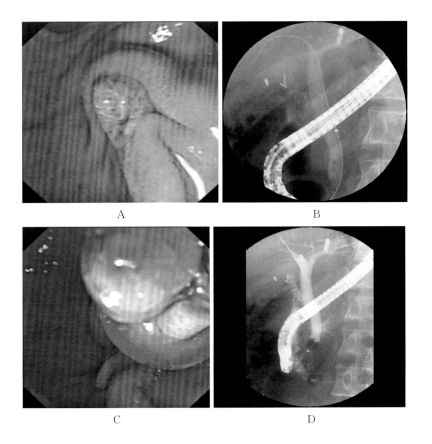

A

B

C

D

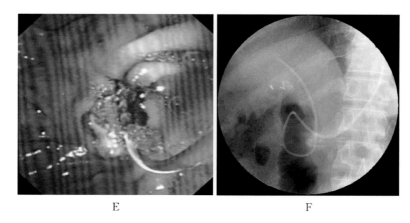

图 23-1 ERCP取石过程:乳头外观(A);胆管造影(B);球囊取石(C);球囊胆道造影(D);乳头切缘表现(E);留置鼻胆管(F)。

术后当日患者病情平稳,无发热、腹痛等不适,术后 3 小时及 24 小时血淀粉酶、血常规均在正常范围内;次日调整饮食为流质,并逐步过渡至半流质饮食;鼻胆管引流 120~200 ml/d,术后第 3 日拔除鼻胆管后无不适,予以出院。患者出院后偶有上腹饱胀不适,伴纳差;术后第 7 日症状加重,进食后出现剧烈恶心、呕吐,呕吐物为黄褐色胆汁。当地医院腹部 CT 检查提示:胆道扩张积气,十二指肠近胰头区见 59 cm × 53 mm 囊性病变,囊壁完整。再次来我院就诊。

【诊治过程】

入院后完善各项检查,MRI 检查提示:十二指肠胰头区域巨大囊性占位(图 23-2)。肝功能:Tbil 19.2 μmol/L, Dbil 11.2 μmol/L, AKP 521 μmol/L, γ-GT 755 μmol/L。凝血功能大致正常。急诊行十二指肠镜检查见十二指肠降段肠壁见一巨大暗红色膨隆物,触之囊性感,阻塞肠腔,内镜无法通过。乳头开口被遮盖,无法看清。

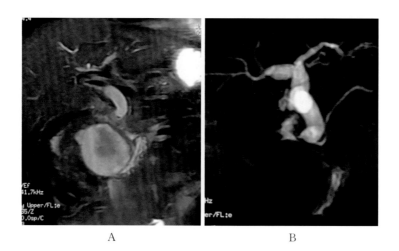

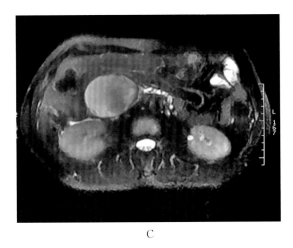

C

图 23-2　MRI 提示十二指肠胰头区域巨大囊性占位,胆道扩张伴积气。

考虑为十二指肠血肿,采用针状刀电灼穿刺血肿,插入造影导管及导丝进入血肿囊腔,囊腔大小约 5 cm×4 cm,抽出 100 ml 暗红色血性液,用 1∶10 000 肾上腺素冰盐水及甲硝唑冲洗后,抽出液为淡血性囊液,张力减小后,见血肿壁位于十二指肠降段外侧,乳头开口处未见出血,有黄色胆汁流出,胆道内见气体进入。留置 8.5F 经鼻引流管于血肿囊腔内(图 23-3)。

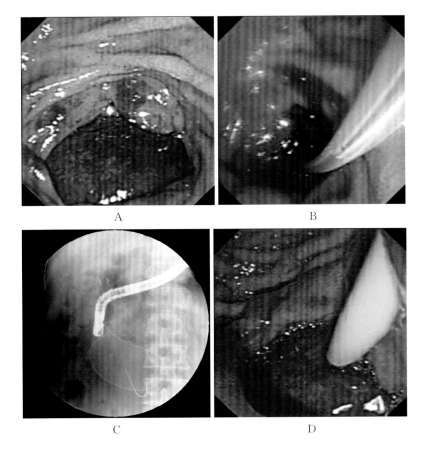

A

B

C

D

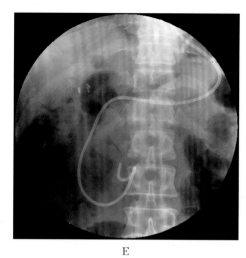

E

图 23-3 内镜下治疗。内镜下见十二指肠腔内巨大血肿(A);针状刀穿刺血肿(B);留置导丝于囊腔内(C);留置引流管于囊腔内(D、E)。

术后患者症状明显缓解,无发热及腹痛,逐步过渡至半流饮食,进食后偶有恶心、呕吐。血肿内引流出暗红色囊液约5~20 ml/d。术后第5日再行内镜检查(图23-4):十二指肠降段乳头对侧血肿已空虚,局部黏膜仍充血水肿,内镜可通过局部肠腔(图23-4A),主乳头切开术后改变,乳头口无出血,胆汁流出通畅。拔除血肿引流管,用止血夹夹闭穿刺口(图23-4BC)。取石篮再次探查肝外胆管,未见明确胆管结石及血凝块,留置鼻胆管于胆管内(图23-4D),鼻

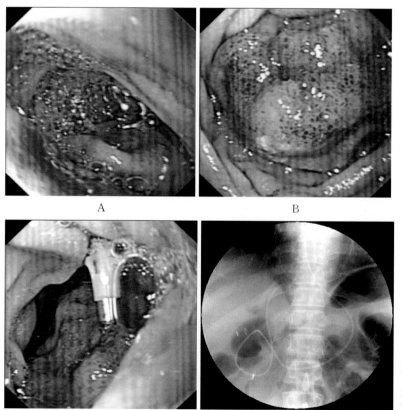

A

B

C

D

图 23-4 内镜下见血肿塌陷,肠腔通畅(A);拔除鼻胆管后可见穿刺口(B);采用钛夹封闭穿刺口(C);留置鼻胆管于胆管内(D)。

胆管置入 2 天后予以拔除。复查 B 超:胰头区域可见 59 mm × 46 mm 无回声区。血肿引流术后第 8 日再次行 DSA 检查,血肿区域未见明确出血点。考虑患者血肿无继续出血及增大表现,进食后无梗阻症状,予以出院观察。1 个月后当地医院复查 CT 提示血肿明显吸收至 20 mm 左右。

【讨论】

十二指肠血肿十分罕见,可见于外伤、抗凝治疗后或有出血性体质病人、十二指肠动脉瘤破裂、黏膜活检等。有报道 ERCP 操作中,导丝插至肝包膜下,肝实质小血管破裂出现肝包膜下血。另外十二指肠镜操作困难时,压腹圈镜操作可导致腹腔血肿。ERCP 术后出现十二指肠血肿极为罕见。

十二指肠位置相对固定,管壁内双重血供,血管丛丰富。受压迫时,十二指肠与后方脊柱相抵,幽门处于关闭状态,幽门与 Treiz 韧带间形成"闭襻",十二指肠腔内压显著升高,肠壁内血管破裂出血形成血肿,或者操作术中肠壁直接损伤导致血肿形成,十二指肠血肿可出现肠坏死或穿孔。

本例患者经讨论分析,可能与以下因素有关:①插入器械时,十二指肠镜抬钳器未压紧,导致器械直接损伤到肠黏膜。②采用球囊取石时,球囊充气过多,导致阻力增大,操作者可能会采用下推大钮及送镜的动作,在这过程中,内镜头端可能会钝性损伤到乳头对侧肠壁。

十二指肠血肿诊断并不困难,CT 检查具有特征性表现:①肠腔内高密度肿块;②肠腔变窄(空气裂隙征、鸟喙状气柱)。内镜可辅助明确诊断。

出现十二指肠血肿可通过保守处理,血肿较大或出现肠梗阻应置管引流处理,如效果不佳可考虑 DSA 血管介入或外科手术处理。治疗原则包括:监测生命体征、保守处理包括镇静、胃肠减压及胃肠外营养(TPN)、囊腔引流等。内镜下透壁穿刺引流可减少经皮穿刺造成的器官创伤,且在直视下操作,风险相对较小,可在临床上作为十二指肠血肿首先考虑的治疗方法。

本例患者采用内镜下穿刺引流,并最终成功治愈,总体的治疗方案及措施是正确及时的。但在一些细节方面需要进一步完善,如在行血肿穿刺引流前,建议完善 DSA 检查,明确有无活动性出血情况,在排除活动性出血后再行内镜下引流,可能会更加安全有效。

【临床感悟】

● 内镜操作术中应尽量避免内镜及其他附件钝性损伤肠壁而引起肠壁血肿。

● 与经皮引流相比,内镜下引流可在直视下操作,创伤及风险较小,可成为临床上治疗十二指肠血肿的一线方案。

● 十二指肠血肿穿刺引流前,建议完善 DSA 检查。

(吴 军 胡 冰)

【参考文献】

［1］Guzman C，Bousvaros A，Buonomo C，et al. Intraduodenal hematoma complicating intestinal biopsy： case reports and review of the literature ［J］. Am J Gastroenterol，1998，93：2547－2550.

［2］Gutstein DE，Rosenberg SJ. Nontraumatic intramural hematoma of the duodenum complicating warfarin therapy ［J］. Mt Sinai J Med，1997，64：339－341.

［3］Kwon CI，Ko KH，Kim HY，et al. Bowel obstruction caused by an intramural duodenal hematoma：a case report of endoscopic incision and drainage. J Korean Med Sci，2009，24：179－183.

［4］Hayashi K，Futagawa S，Kozaki S，et al. Ultrasound and CT diagnosis of intramural duodenal hematoma. Pediatr Radiol，1988，18：167－168.

24

一例 ERCP 术后"小网膜囊积液"的诊治历程

【病史摘要】

患者，男性，54 岁，2016 年 6 月因体检 B 超发现"右肝占位"，当地医院 CT 检查提示：原发性肝癌（右）伴门脉癌栓。后至我院就诊，2016 年 6 月和 7 月分别行 TACE 及"射波刀"治疗。后定期复查，2016 年 9 月复查 CT 提示：肝癌介入治疗后，局部病灶活动，腹膜后淋巴结转移。2016 年 10 月至 2017 年 1 月再次行 2 次"射波刀"治疗。2017 年 2 月初患者无明显诱因下出现皮肤、巩膜黄染，进行性加重，伴纳差，无腹痛、呕吐、黑便等不适；肝功能检查：Tbil 148.3 μmol/L，Dbil 112.7 μmol/L。2017 年 2 月 17 日我院 MRCP 提示：肝癌介入术后改变，肝门部胆管狭窄，肝内胆管扩张，肝脏多发囊肿（图 24 - 1）。

2017 年 2 月 22 日行 ERCP 诊疗（图 24 - 2），术中胆道造影显示：肝门部胆管呈细线样狭窄，长约 3.5 cm，累及肝总管及左、右肝管（图 24 - 2A、B）。结合既往病史，考虑肿瘤侵犯可能。导丝超选进入左、右肝内胆管（图 24 - 2C），采用 8.5F 扩张管顺利通过右肝管狭窄段；反复尝试 6F 扩张管、Sohendra 支架回收器及 Hurricane 柱状气囊均无法通过左肝管狭窄段。仅留置 1 根 8.5F - 12 cm 塑料支架于右侧肝内胆管（图 24 - 2D、E），胆汁引流通畅。

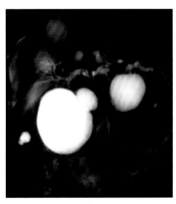

A

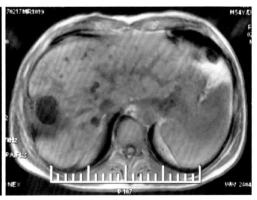

B

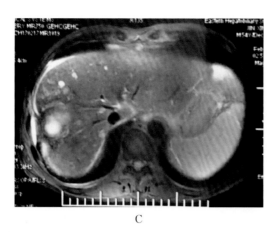

图 24-1　肝癌介入术后改变,肝门部胆管狭窄,肝内胆管扩张,肝脏多发囊肿。

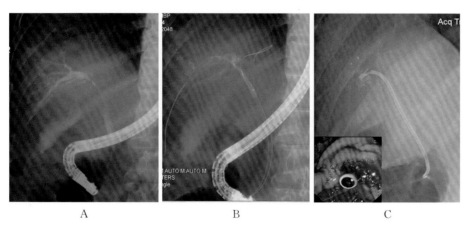

A　　　　　　　　　　B　　　　　　　　　　C

图 24-2　ERCP 操作过程:肝门部胆管呈细线样狭窄,累及肝总管及右肝管(A);导丝超选进入左肝内胆管(B);留置塑料支架于右侧肝内胆管,胆汁引流通畅(C)。

　　术后当日患者病情平稳,无发热、腹痛等不适,术后 3 小时及 24 小时血淀粉酶均正常,次日调整饮食为流质。术后第 3 日开始出现左上腹胀痛,并逐渐加重,进食后出现恶心、呕吐,无发热、呕血、黑便等不适;查体:左上腹可触及质软包块,囊性感,压痛伴反跳痛。行腹部 CT 检查提示:小网膜囊包裹性积液(图 24-3)。

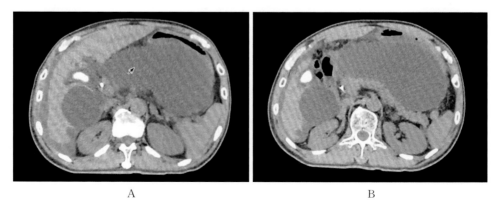

A　　　　　　　　　　　　　　　　　　　　B

图 24-3　CT 提示位于胃后壁及胰腺之间的小网膜囊包裹性积液,胃腔明显受压缩小。

【诊治过程】

完善各项检查,肝功能:Tbil 87.9 $\mu mol/L$, Dbil 68.2 $\mu mol/L$, AKP 417 $\mu mol/L$, γ-GT 726 $\mu mol/L$。血常规:WBC $15.4 \times 10^9/L$, N 90.2%。凝血功能:PT 13.3 秒,APTT 29.7 秒。结合患者既往治疗情况及 CT 表现,诊断为:小网膜囊积液,胆漏可能。

与患者家属充分沟通后,于 2017 年 3 月 2 日行 EUS 引导下小网膜囊穿刺引流术(图 24-4),内镜见胃体至胃窦小弯侧及后壁见巨大腔外压迫性隆起(图 24-4A)。EUS 显示胃体隆起处壁外见巨大液性暗区,有包膜,长度无法测量,内部呈近似无回声改变,局部区域见近似等回声囊液,囊腔内见等回声絮状物漂浮(图 24-4B)。在 EUS 引导下,19G 穿刺针避开大血管结构后穿刺胃壁进入囊腔内,抽出黄褐色胆汁(图 24-4C)。留置 0.025 inch 导丝于囊腔内(图 24-4D)。7F 扩张管扩张穿刺针道,并抽出浑浊黄褐色胆汁 300 ml(图 24-4E)。留置 7F 猪尾型引流管于囊腔内(图 24-4F)。

术后患者腹胀症状逐渐缓解。术后第 1 天共引出胆汁样液体 900 ml,术后第 2 日开始,引流量逐渐减少,每日引流量约 15～30 ml 不等,至术后第 5 天,无胆汁引出。复查 B 超提示:小网膜囊内大量沉积物,囊壁厚,局部可见少量液性暗区。在 B 超引导下,调整引流管位

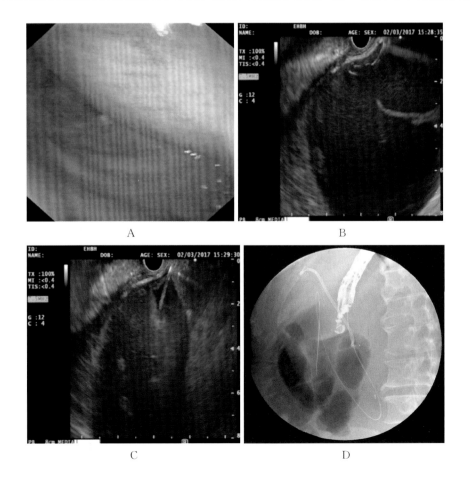

A

B

C

D

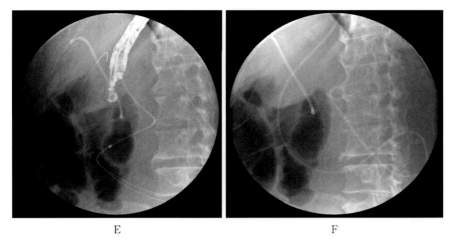

E   F

图 24-4 EUS 穿刺引流过程:内镜下可见胃体后壁巨大膨隆改变(A);EUS 可见一巨大液性区(B);采用 19G 针穿刺囊腔(C);留置导丝于囊腔内(D);用扩张管扩张穿刺针道(E);留置猪尾型引流管于囊腔内(F)。

置。再次引流 1 周(第 4 天开始无液体流出),复查 B 超提示小网膜囊积液较前明显缩小,无明显液性暗区。考虑胆漏愈合,于术后 2 周拔除引流管,观察 3 天后,患者无发热及腹胀等不适,予以出院。出院时 Tbil 78 μmol/L。

出院后 2 周,患者再次出现左上腹胀痛不适,与前次相仿,伴有纳差,但无进食后呕吐症状;并出现畏寒、发热症状,体温最高 39.5 ℃,查 Tbil 47 μmol/L, WBC 14.2 × 10⁹/L, N 89.3%。再次收治入院。B 超提示左肝管直径 4 mm,小网膜囊包裹性积液大小约 12 cm × 8 cm,内可见分隔。结合患者症状及小网膜囊积液较前增多,考虑仍有胆漏可能,且小网膜囊感染不除外。2017 年 4 月 7 日行 B 超引导下经皮左肝内胆管穿刺引流术和经皮小网膜囊积液穿刺引流术,术后第 1 天 PTCD 管引流出 1 000 ml 淡黄色胆汁,小网膜囊穿刺引出 750 ml 黄色浑浊脓性液体。第 2 天开始,小网膜囊引流量明显减少,引出清亮液体 5~10 ml/d。

2017 年 4 月 12 日行 ERC 与 PTCD 对接法置入胆道支架(图 24-5),PTCD 管造影显示左肝内胆管轻度扩张,左肝管起始段狭窄(图 24-5A);导丝经左侧 PTCD 管顺行越过左

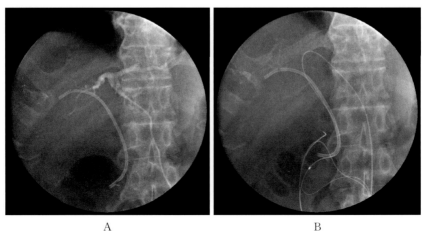

A   B

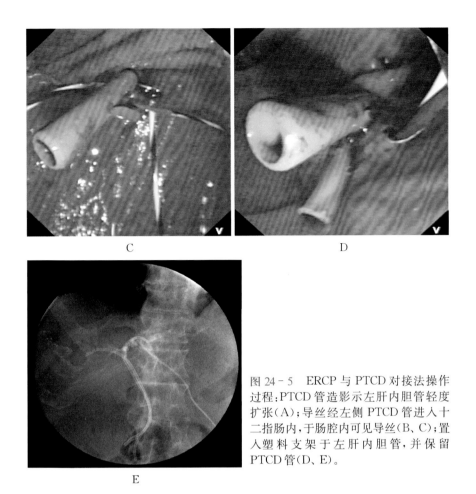

C　　　　　　　　　　　　　　　D

E

图 24-5　ERCP 与 PTCD 对接法操作过程：PTCD 管造影示左肝内胆管轻度扩张（A）；导丝经左侧 PTCD 管进入十二指肠内，于肠腔内可见导丝（B、C）；置入塑料支架于左肝内胆管，并保留 PTCD 管（D、E）。

肝管狭窄段进入十二指肠内，插入内镜至十二指肠降段，于肠腔内可见导丝；采用鼠齿钳抓住导丝头端，从十二指肠镜钳道内抓出至体外（图 24-5B、C）；循导丝置入 7F-12 cm 塑料支架于左肝内胆管，并再次置入 PTCD 管（图 24-5D、E）。

ERCP 术后患者左侧 PTCD 管引流量逐渐减少，小网膜囊引流量<5 ml/d。于术后第 3 日，间断夹闭 PTCD 管，术后第 6 日拔除 PTCD 管，术后第 9 日拔除小网膜囊引流管。患者引流管拔除后无特殊不适，饮食睡眠可，大小便正常。复查 Tbil 27.3 μmol/L，WBC 7.2 × 10^9/L，N 70.3%。予以出院随访。

【讨论】

小网膜囊是位于小网膜和胃后方的扁窄间隙，可通过网膜孔与腹腔相通，其毗邻关系复杂而重要。一般认为网膜囊的上界为肝食管韧带及肝尾状叶后缘与膈的腹膜返折部，下界为大网膜 2、3 层的愈合部，左界为胃脾韧带、胃食管膈韧带。正常情况下，小网膜囊是空虚、塌陷的腔隙结构，CT 上只能看到其部分边界，如胃后壁和胰体。

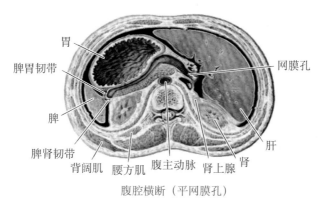

图 24-6　小网膜囊解剖结构示意图。

　　网膜囊内的液体积聚包括腹水、炎性渗出、胆汁或血液等。单纯网膜囊内腹水积聚并不常见,常由于腹腔内大量腹水经网膜孔流入网膜囊,而不是直接生成于小网膜囊内。小网膜囊炎性积液常继发于急性胰腺炎,由于胰腺周围没有明显的纤维囊,炎症就容易经胰腺周围薄层结缔组织向周围扩散。小网膜囊内胆汁积聚是由胆管手术或腹部穿通性外伤导致的胆管横断引起的。小网膜囊积血的原因包括肝脾外伤、出血性胰腺炎或肝脏肿瘤破裂出血。

　　本例患者为肝门部胆管恶性狭窄,ERCP 术后出现小网膜囊大量积液,考虑与肝门部胆管损伤(导丝反复超选及狭窄扩张)有关;因肝门部胆管与网膜孔解剖关系毗邻,肝内胆汁经胆管损伤处流入小网膜囊,因局部组织炎症水肿,导致网膜孔闭塞而致使大量胆汁积聚于小网膜囊,形成包裹性积液。胆漏常见于腹腔镜胆囊切除术后、肝脏切除术后和创伤后等,ERCP 术后出现胆漏并不常见,主要见于导丝损伤末梢分支胆管引起肝内胆汁瘤;ERCP 引起肝外胆管漏发生率低,合并胆汁漏入小网膜囊引起包裹性积液尤为罕见。

　　小网膜囊积液可通过 B 超或 CT 进行诊断,但有时与胰周假性囊肿或胰周包裹性积液鉴别困难,因此需要结合病史来协助诊断。本例患者无慢性胰腺炎病史,ERCP 术后没有急性胰腺炎表现,CT 明确可见小网膜囊包裹性积液,结合 ERCP 操作情况,考虑胆漏所致积液可能性大。EUS 下穿刺引流也进一步证实为胆漏。

　　小网膜囊积液治疗方面,首选穿刺引流。穿刺途径包括经皮、经皮经肝和 EUS 经胃壁穿刺,该患者因小网膜囊积液严重挤压胃壁,体表超声无法辨别及避开胃壁,存在贯穿胃前后壁引流可能;经皮经肝途径因穿刺路径较长,需经过贯穿左肝实质,存在出血风险;充分考虑及与家属讨论后,选择行 EUS 经胃壁穿刺引流术。经 EUS 下穿刺短期引流效果非常好,短期内复查 B 超提示积液基本完全被引出。EUS 下引流管放置时间长短,同经皮引流原则一致。

　　回顾本例患者的胆漏治疗过程,仍存在一定欠缺。最初的治疗方案是预估小网膜囊经充分引流后,胆漏可能自行愈合,故未再行 ERCP 或 PTCD 干预。结果患者 2 周后再次出现小网膜囊积液情况,究其原因,是没有充分结合患者病情考虑,患者肝门部狭窄为恶性狭窄,接受过放射治疗,局部血供及组织愈合能力较差,短期无胆汁漏出,可能是疾病蜜月期,左侧肝内胆管的压力未解除,胆漏尚未完全愈合。因此在第二次入院治疗后,我们采取了积极治疗措施,直接经皮穿刺左肝内胆管和小网膜囊;没有直接选择 ERCP 干预胆漏,是考虑到患者左肝管狭窄严重,ERCP 可能再次失败及加重胆漏。最终经过 PTCD 与 ERCP 对接技术,顺利实现左肝内胆管的减压引流,彻底解决了胆漏的问题。因此,对于胆道恶性狭窄患者,由于 ERCP 操作造成的胆漏,即便漏口很小,自行愈合的概率仍较低,建议早期引流胆道是十分必要。

【临床感悟】

● ERCP 术后胆漏合并小网膜囊包裹性积液较为罕见,可能与肝门区域病变及胆管损伤有关。

● 针对小网膜囊积液穿刺引流,EUS 引导下经胃壁穿刺引流也是可选路径之一,具有创伤小、准确、安全的优点。

● 对于顽固性胆漏的治疗,既要彻底引流胆汁潴留区,也要重视胆道系统的有效减压,在 ERCP 难以成功的情况下,应该尽早行 PTCD 干预。

(吴　军　胡　冰)

【参考文献】

Barkun AN, Rezieg M, Mehta SN, et al. Postcholecystectomy biliary leaks in the laparoscopic era: risk factors, presentation and management [J]. Gastrointest Endosc, 1997,45:277 - 82.

25

ERCP 术后迟发性腹痛伴阴囊水肿

【病史摘要】

患者,男,80 岁,因肝门部胆管癌所致的梗阻性黄疸,2013 年 3 月 1 日在我院行 ERCP 术,放置了 2 根塑料支架(图 25 - 1),术后无腹痛、发热等不适,血淀粉酶正常,恢复良好出院。3 月 5 日上午,患者突发右上腹疼痛,逐渐加重,无寒战、发热,后出现阴囊部水肿,当日傍晚去当地医院急诊,行 CT 检查提示腹腔内有游离气体,后腹膜间隙积液,考虑肠穿孔可能,次日转来我院。

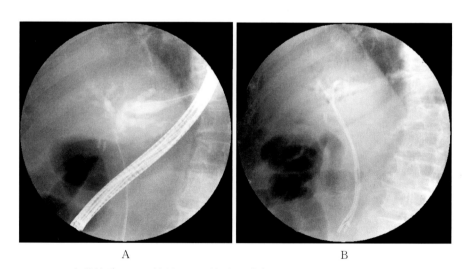

图 25 - 1 患者首次 ERCP 情况。A. 肝门部胆管梗阻,累及肝总管及左右肝管汇合处,肝内胆管扩张;B. 留置 2 根塑料支架于左、右肝管,末端平齐位于乳头。

【诊治过程】

入院查体:精神略淡漠,血压波动于(60~70)/(40~50)mmHg,心率 140~160 次/分,右上腹及右下腹均有压痛及反跳痛,腹壁尚软无肌卫,阴囊水肿,双下肢无浮肿,双肾无明显叩痛,肠鸣音正常 3～5 次/分,移动性浊音阴性。入院辅助检查:WBC 12.39×10⁹/L,中性粒细胞 94.6%,CRP 280.99 mg/L, PT 12.9 秒,白蛋白 26.8 g/L,尿素氮 22.3 mmol/L,肌酐 293 μmol/L,血淀粉酶 146 mmol/L, BNP 1 010.0 pg/ml。急诊 CT 提示:肠胀气,腹腔内见游离气体,腹膜后间隙积液,考虑十二指肠穿孔可能。入院当天在积极抗休克的基础上急诊行内镜检查,术前 X 线定位片及内镜像见 1 根胆管塑料支架向下滑动,支架末端已穿透十二指肠壁(图 25 - 2)。遂在内镜下拔除已移位的支架,然后用金属夹封闭破孔(图 25 - 3)。术后予以亚胺培南、甲硝唑抗感染,兰索拉唑抑酸,生长抑素抑制消化液分泌,乌司他丁、前列地尔改善微循环,输血浆、人血白蛋白、羟乙基淀粉酶扩充血容量,并先后予以多巴胺、间羟胺、去甲肾上腺素维持血压等治疗。

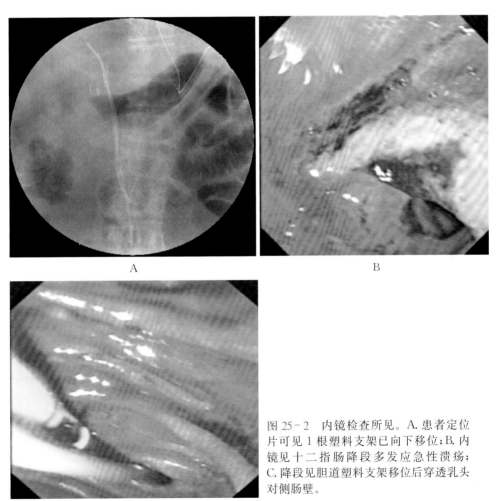

图 25 - 2　内镜检查所见。A. 患者定位片可见 1 根塑料支架已向下移位;B. 内镜见十二指肠降段多发应急性溃疡;C. 降段见胆道塑料支架移位后穿透乳头对侧肠壁。

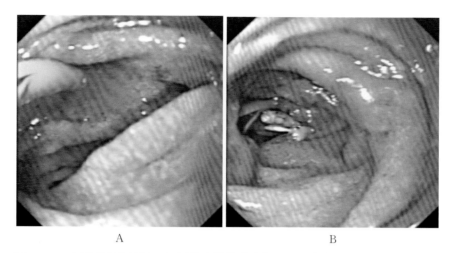

图 25 - 3　内镜下穿孔封闭。A. 用鼠齿钳拔除支架后可见主乳头对侧十二指肠壁一小破口；B. 用钛夹封闭肠壁破口。

经上述治疗后患者血压逐步上升，心率下降，白细胞、CRP、肌酐降至正常范围，腹痛等症状好转，肠道排气后开放少量饮食，已有排便。一周后患者 PT 逐渐延长（最高 19 秒），血小板持续下降。复查 CT 发现后腹膜渗出、积气仍明显，肝周及右侧胸腔积液（图 25 - 4），但无大量液体聚集区，无法行穿刺引流。第 13 天患者阴囊处疼痛，查体见阴囊红肿破溃，皮温略高（图 25 - 5），右上腹及右下腹压痛较前好转，反跳痛阴性，移动性浊音阴性。经院内外专家会诊，考虑后腹膜感染仍未控制，鉴于患者高龄，本患有恶性肿瘤，病情较危重，手术风险极大，仍以保守治疗为主，建议加强抗感染同时补充免疫球蛋白提高机体免疫力。第 14 天在 B 超引导下行阴囊脓肿局部切开引流术，术中见少量脓性液体自切口引出，挤压后有少量气体排出，留置纱条引流。当晚患者出现胸闷、气促，血压下降至 70/40 mmHg，心率升至 150 次/分。次日行腹腔穿刺引流，引出淡黄色腹水 2 000 ml。第 16 天，患者病情未见好转，

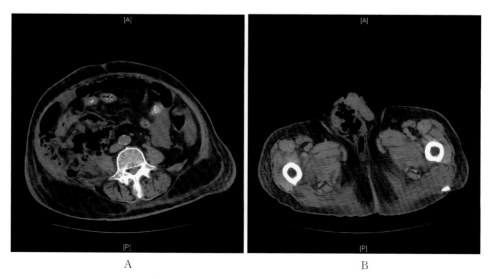

图 25 - 4　患者 CT 见后腹膜有积气、渗出（A），阴囊内积气（B）。

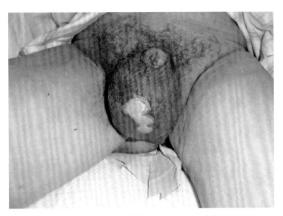

图 25－5　患者阴囊处红肿、破溃。

出现白细胞、血小板降低（WBC 1.88×10^9/L，PLT 11×10^9/L），再次复查 CT，见后腹膜仍有积气、渗出，但仍旧无液化区域，考虑感染加重，出现全身炎症反应综合征，并转入 ICU 继续治疗。第 20 天患者不治身亡。

【讨论】

　　ERCP 常见的并发症包括急性胰腺炎、出血、肠穿孔、胆管炎等，通常发生 ERCP 术中或术后近期。多数肠穿孔是由于内镜操作、乳头切开或其他器械使用不当造成，一般在术中和术后 24 小时内被发现。而支架移位引起肠穿孔十分罕见，可以发生在术后的任何时候，难以预料，由于症状可以多种多样，诊断较为困难。

　　文献报道塑料支架移位的发生率约为 10%，金属裸支架<1%，全覆膜金属支架的移位率明显高于裸支架。绝大多数完全脱落的支架可以顺利通过肠道，经肛门排出，极少部分支架会嵌顿于肠道，引起穿孔、出血、阑尾炎、腹膜炎、肠瘘、盆腔炎等并发。支架移位引起并发症最常见的部位是十二指肠。有些患者支架部分移位后未造成急性肠穿孔，而是支架末端抵于肠壁，引起周围组织粘连、机化、包裹，即使逐渐突破肠壁，也可无明显症状。十二指肠降段是腹膜后器官，支架导致的该区域急性穿孔，可能将胆汁、消化液及细菌带入到后腹膜腔隙，后者是一个潜在而广阔的区域，为大量疏松组织，感染容易蔓延，不易被包裹局限，不及时有效地处理后果十分严重。

　　后腹膜腔感染往往会有腹部和腰背部疼痛，可以伴有寒战发热，但腹膜刺激体征常常不典型。CT 检查十分重要，常常可以发现后腹腔积液、积气、水肿、坏死等表现，随着感染的蔓延，炎症可一直抵达会阴部。一旦确立后腹腔感染，应该立即给予积极有力的治疗，除加强抗炎治疗外，建立通畅的后腹腔引流十分重要，可以在 CT 或超声引导下进行穿刺置管引流，但后腹膜腔较少形成较大的液体积聚区，较难定位穿刺。如果不能建立有效引流通道，手术引流常常不可避免。

　　本例患者正是由于支架自行移位导致的后腹膜腔严重感染。患者老年体弱,患有恶性肿瘤,来我院就诊时离症状出现已超过 24 小时,已发生感染性休克。虽然我们在内镜下立即拔除了移位的支架并封闭了破口,同时给以积极的抗感染和多种支持治疗,患者的情况也一度有所好转,但由于不具备手术条件,后腹腔感染始终未有效控制,最终导致不治。

【临床感悟】

　　● 支架移位导致的肠穿孔非常罕见,但临床医生对留置胆道支架的患者应保持警惕,一旦出现难以解释的症状时,需要及时检查并做出诊断。

　　● 一旦怀疑支架移位导致十二指肠穿孔,应该立即进行内镜干预,可以在内镜下去除支架并封闭破口,以免造成更严重的后果。

　　● 胆道支架移位导致的十二指肠急性穿孔,可以导致后腹膜腔感染,后果非常严重,治疗除了全身抗抗炎、支持外,建立有效的后腹腔引流十分重要,必要时应考虑外科尽早干预。

(叶　馨　胡　冰)

【参考文献】

[1] LoCH. A devastating complication: duodenal perforation due to biliary stent migration [J]. Surg Laparosc Endosc Percutan Tech, 2008,18:608 - 610.

[2] Christensen M, Matzen P, Schulze S, et al. Complications of ERCP: a prospective study [J]. Gastrointest Endoscopy, 2004,60:721 - 731.

[3] Howard TJ, Tan T, Lehman GA, et al. Classification and manage-ment of perforations complicating endoscopic sphincterotomy [J]. Surgery, 1999,126:658 - 663.

[4] Tolane HK. Unusual penetration of plastic biliary stent in a large ampullary carcinoma: A case report [J]. World J Gastrointest Endosc, 2012,4(6):266 - 268.

[5] Levy MJ. Palliation of malignant extrahepatic biliary obstruction with plastic versus expandable metal stents: An evidence-based approach [J]. Clin Gastroenterol Hepatol, 2004,2:273 - 285.

[6] Jendresen MB, Svendsen LB. Proximal displacement of biliary stent with distal perforation and impaction in the pan-creas [J]. Endoscopy, 2001,33:195.

[7] Liebich-Bartholain L. Biliary pneumonitis after proximal stent migration [J]. Gastrointest Endosc, 2001,54:382 - 384.

26

一例罕见的 ERCP 并发症

【病史摘要】

患者,女性 61 岁,因上腹部疼痛 2 周入院。入院前 2 周食油腻后腹痛明显,10 天前外院查血淀粉酶 2 784 U/L, CT 提示胆总管下段结石伴肝内外胆管轻度扩张,予常规保守治疗后好转,为行 ERCP 取石来我院。患者既往有胆囊切除病史,无心脏病、高血压、糖尿病、呼吸系统病史,无肝穿刺及外伤史。

【诊治过程】

入院后查血常规、总胆红素、血淀粉酶、肿瘤标志物均正常,谷丙转移酶 55.6 U/L、谷草转移酶 296.0 U/L、碱性磷酸酶 306 U/L;心电图、胸片均未见明显异常。结合患者外院 CT 结果,考虑患者具备 ERCP 适应证,无明显禁忌,按计划行 ERCP。术中取俯卧位,无气管插管,异丙酚静脉麻醉,给予心电、血压和血氧饱和度监测。

术中造影见胆总管下端数枚充盈缺损影,约 5 mm×3 mm,胆总管下端略显渐进性狭窄,胆囊缺如(图 26-1)。常规方法行乳头括约肌中切开(图 26-2),用取石网篮取出数枚小结石,再用 1 cm 取石球囊清理胆道(图 26-3)。将球囊置于左肝管,充盈后向下拖拉导管,助力较大,推动内镜时内镜快速滑脱至胃腔。再次进镜到十二指肠降段,发现乳头口有新鲜出血流出(图 26-4),用盐水冲洗试图改善视野寻找出血部位,此时心电监护提示血氧饱和度下降至 60%,出现室颤,血压下降测不出,患者面色青紫,呼吸急促,立即退

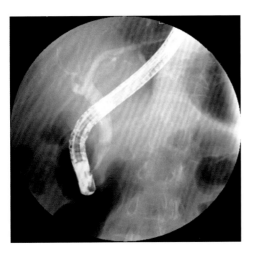

图 26-1 造影见胆总管下端数枚充盈缺损影,胆总管下端见渐进性狭窄,胆囊缺如。

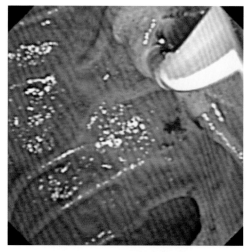

图 26-2　行乳头中切开。

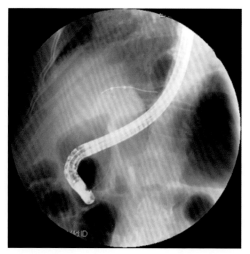

图 26-3　取石球囊清理胆道。

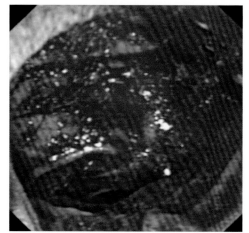

图 26-4　乳头口附近有新鲜出血。

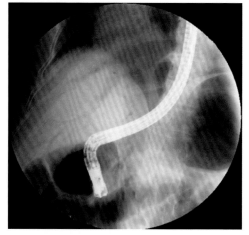

图 26-5　下腔静脉及肝静脉积气。

出内镜。X 线透视见下腔静脉及肝静脉积气,肾区及膈下未见异常气体(图 26-5)。考虑患者发生了"空气栓塞"! 立即施以心肺复苏,虽经多方积极抢救,仍告不治。

【讨论】

ERCP 作为一创伤性操作,其并发症的发生率 2%～10%,常见的有胰腺炎、出血、穿孔、胆管炎和败血症等,病死率小于 0.1%。ERCP 导致空气栓塞非常罕见,这是笔者单位 20 000余例 ERCP 中仅有的 1 例,国内外文献也仅个别案例报道。

空气栓塞是指大量空气进入血循环至肺,可以阻塞肺动脉的主要通路,导致呼吸困难、呼吸衰竭,并可引起右心衰甚至心脏骤停。空气经脑部血管入脑,也可发生各种梗死表现,包括意识丧失、肢体偏瘫、脑水肿等。空气栓塞由于十分少见,不易被想到。

ERCP 中发生空气栓塞的机制:包括空气直接进入肝静脉、空气经门脉系统入血以及存在胆管-血管瘘致使气体进入。ERCP 术中发生空气栓塞可能的原因有:①使用器械暴力操作,致使胆管破裂,肠道内高压注气经胆道破口进入血路;②肿瘤破坏或长期胆管炎症形成异常胆道-血管瘘;③术前有创操作(PTCD,肝穿刺等),或有腹部外伤史,形成胆道与血管系统之间的异常通路。

Kennedy 等报道 1 例 ERCP 术后肝静脉空气栓塞致死者,为 63 岁女性,因胆管结石行 EST 取石术后出现心肺骤停,X 线显示在肝静脉及下腔静脉出现气体影,尸检显示肺血管及右心出现气体栓塞,认为是 EST 术后横断十二指肠乳头附近小静脉,空气由根部分支小静脉经肝静脉系统进入下腔静脉。

本例患者术前 10 天有胆源性胰腺炎病史,术中行乳头中切开,在取石球囊清理胆道的过程中,球囊位于左肝内胆管拖拽,且 ERCP 术中肠道内注射大量气体,均有可能造成空气通过乳头根部小静脉,或肝内胆管的破损内瘘进入肝静脉系统及肺循环,形成异常空气栓塞。在气囊拖拽的过程中用力过大,内镜滑出过程中会产生瞬间较大的剪切力,这可能造成胆管壁的损伤。在之后试图止血的过程中,再继续肠腔注气,致使大量气体进入循环系统,引起不可逆转的后果。如果在 ERCP 操作过程中能及时发现空气栓塞的发生,立即停止注气,吸出肠道内气体,迅速给以强有力的复苏抢救,仍有可能挽回生命。

【临床感悟】

- 空气栓塞是 ERCP 操作中十分罕见的致命并发症,如果手术中患者生命体征突然出现难以解释的恶化,应考虑到它的发生。
- 一旦怀疑患者发生空气栓塞,应立即中止内镜操作,吸出消化道气体,积极组织抢救。

(纪义梅　胡　冰)

【参考文献】

[1] 潘亚敏,于凤海,胡冰.经内镜逆行胰胆管造影术中并发空气栓塞一例及文献复习[J].中华消化内镜杂志,2011,28(7):405-406.

[2] Goran H, Marko M, Marko Z, et al. Sudden death after endoscopic retrograde cholangiopancreatography (ERCP) — case report and literature review [J]. Medicine,2014,93(27):235-238.

[3] Kennedy C. Fatal hepatic air embolism following ERCP [J]. Gastrointest Endose,1997,45:187-188.